GUIDES PRATIQUES | MED-LINE

Le guide des certificats

et autres écrits médicaux

3e édition actualisée et augmentée

Dr Ariel Toledano,

Dr Philippe Garat

Préface du Dr Gilles Munier,
Vice-président du Conseil National de l'Ordre des médecins
Assesseur à la Chambre disciplinaire nationale d'appel

MED-LINE Editions

Éditions Med-Line
74, Boulevard de l'Hôpital
75013 Paris
Tél. : 09 70 77 11 48

www.med-line.fr

ISBN 978-2-84678-323-1

Composition et mise en pages : Élise Ducamp
Mise à jour : Meriem Rezgui
Couverture : Meriem Rezgui
Photo de couverture : ©fotolia_Stasique

SOMMAIRE

PRÉFACE

Rédiger un certificat médical est un acte fréquent, voire quotidien, pour un médecin mais qui ne se résume jamais à une simple formalité.

Un certificat médical engage toujours la responsabilité du médecin tant sur le plan pénal, civil que disciplinaire. Il faut noter cependant que les plaintes devant les chambres disciplinaires, au motif d'un certificat médical non conforme, représentent actuellement moins de 20 % de l'ensemble des griefs formulés à l'encontre des médecins. Il est intéressant de signaler que ce taux diminue au fil des années, grâce notamment à la publication d'ouvrage pédagogique comme celui-ci.

Ce guide est destiné aux étudiants en médecine, aux médecins, même en dehors de l'exercice de leur profession, aux conseillers ordinaux et aux avocats.

Cet ouvrage explique les quelques règles déontologiques en matière de rédaction de certificat médical. Il rappelle quels sont les certificats obligatoires, précise ceux qui sont facultatifs mais également ceux pour lesquels le médecin doit être particulièrement vigilant au regard des circonstances de l'espèce.

La partie pratique, présentant des certificats commentés au regard de la jurisprudence disciplinaire, est particulièrement didactique. Elle permettra au médecin d'évaluer la portée et les conséquences de sa rédaction mais pourra également lui servir, face à une demande injustifiée ou de complaisance de certains patients, à argumenter un refus au regard des règles du code de déontologie médicale.

Le Dr Ariel Toledano, médecin vasculaire mais également chercheur enseignant en Histoire de la médecine à Paris V-Descartes, siège comme assesseur depuis 22 ans à la chambre disciplinaire de première instance d'Île-de-France. Il est l'auteur de nombreux ouvrages médicaux et anime des réunions de formation médicale.

Le Dr Philippe Garat, médecin généraliste, actuellement Président du Conseil régional d'Île-de-France de l'Ordre des médecins, s'est fortement impliqué dans les ateliers déontologiques en région Île-de-France. Il est également assesseur à la même chambre disciplinaire depuis 2000.

Leur parcours médical, leur cursus ordinal, leur expérience en matière disciplinaire et leur participation à l'enseignement de la déontologie médicale, leur permettent de rédiger une nouvelle édition du Guide *des certificats médicaux* qui a été enrichie par un chapitre à propos de divers certificats utilisés pendant la pandémie, ainsi qu'une explication des risques encourus par les patients lors de l'utilisation de faux certificats.

Rédigé par ces deux médecins expérimentés en matière de déontologie médicale, cette 3e édition permettra au lecteur de maîtriser les bases rédactionnelles, d'en éviter les pièges et de rendre un service de qualité au demandeur.

Dr Gilles MUNIER
Vice-président du Conseil National de l'Ordre des médecins
Assesseur à la Chambre disciplinaire nationale d'appel

INTRODUCTION

Dans votre pratique quotidienne, vous êtes souvent amené à rédiger un certificat, une attestation, ou tout autre écrit médical. Cet exercice peut s'avérer difficile. Dans quel cas écrire un certificat ? Une attestation ? Quelles différences entre ces deux types d'écrits ? Comment les rédiger ? Quels sont les risques et les pièges à éviter ?

Cet ouvrage a pour ambition d'expliquer la manière de le faire, d'être en quelque sorte un mode d'emploi. Mais il a également pour but d'attirer l'attention sur les demandes délicates, voire abusives de certains patients qui sont encore trop souvent à l'origine de plaintes auprès des instances ordinales ou judicaires.

À l'heure des réseaux sociaux dans une société ultra connectée, il convient de toujours rester prudent quel que soit l'écrit rédigé par un médecin. Il est donc de plus en plus nécessaire de rester vigilant notamment en ce qui concerne les demandes injustifiées ou incongrues. Car bien souvent, le médecin accepte de les rédiger sans prendre réellement conscience des risques auxquels il peut se retrouver exposé. Quel praticien n'a pas eu connaissance de demandes insolites telles qu'un certificat autorisant la pratique de la pétanque, du billard ou attestant d'une aptitude à participer à un jeu télévisé ? Mais d'autres situations sont bien plus dangereuses. En effet, même si nous avons l'impression que l'image du médecin a quelque peu diminué – à l'instar du charisme dont bénéficiait dans chaque village le curé ou l'instituteur au siècle dernier – l'écrit du praticien conserve pour les tribunaux toute sa valeur et, en conséquence, pour le rédacteur tous les risques.

Ainsi cet ouvrage exposera dans une première partie **« ce qu'il faut savoir avant d'écrire ».**

Dans la deuxième partie, nous passerons en revue **les différents certificats et leurs pièges éventuels.**

Les travaux pratiques qui constituent la troisième partie de cette troisième édition ont été étoffés. Ils ont pour finalité de **préciser la responsabilité judiciaire du praticien** et la réalité des faits à travers **la lecture et l'analyse de 40 certificats** (ou autres écrits) ayant abouti à une procédure disciplinaire au niveau de la chambre de première instance (CDPI) de l'Ordre des médecins d'Ile-de- France.

Ce guide se veut un ouvrage didactique et pratique dont la lecture vous permettra de prendre les précautions nécessaires, vous évitant ainsi bien des ennuis ou déboires

Partie I

Ce qu'il faut savoir avant d'écrire

1 - RÉPONDRE À LA DEMANDE

1. Pour qui ?

Exclusivement pour la personne qui le demande. Le certificat est établi pour le consultant et pour lui seul : **un certificat, c'est personnel.**

Deux exceptions à cette règle :

- L'enfant mineur : seul, le ou les titulaires de l'autorité parentale sont habilités à faire une telle demande.
- Le patient majeur placé sous protection judiciaire : la demande ne peut être faite que par le tuteur légal.

Cas particulier

Cas particulier du majeur incapable non encore placé sous régime de sauvegarde de justice : la personne de confiance si elle a été désignée peut acquérir en cas de force majeur cette capacité. Le certificat de demande de placement sous sauvegarde de justice à destination du juge des tutelles peut être demandé au médecin traitant par toute personne proche qui la considère comme indispensable et/ou légitime.

2. Pourquoi ?

Cette question doit être posée en premier lieu **parce qu'une demande de certificat a toujours un but administratif ou judiciaire** et que cette destination ne peut être inconnue du rédacteur.

Il n'est pas rare de voir encore, lors d'audiences en chambre disciplinaire, des praticiens auteurs d'un certificat dans un contexte de divorce affirmer contre toute évidence qu'ils ne savaient pas que le certificat allait être utilisé.

2 - CERTIFICAT OU ATTESTATION

L'attestation : bien que n'étant pas un écrit médical proprement dit puisqu'il peut être demandé à n'importe quelle personne de témoigner d'une situation en vue la plupart du temps d'une procédure judiciaire, ce document est souvent demandé à un médecin. Deux motifs à cela : la dimension sociétale du médecin et sa crédibilité, d'une part, et parce qu'il pourrait fournir quelques arguments médicaux, arrière-pensée souvent présente à l'esprit de l'avocat demandeur, d'autre part.

Pièges de l'écriture de l'attestation

C'est là le piège de l'écriture de l'attestation. Que la personne demandeuse de l'attestation soit votre patient ou pas n'a strictement aucune importance puisque dans tous les cas, cet écrit ne devra rien comporter de médical : pas de diagnostic, voire une simple suggestion, pas d'argument à consonance médicale. Vous notez simplement ce que vous avez vu ou entendu ou compris d'une situation sans qu'on puisse y déceler un quelconque avis ou parti pris médical.

S'il apparaît dans cet écrit un contenu médical quel qu'il soit, l'attestation risque d'être requalifiée en certificat et être passible des foudres de la juridiction au titre de la complaisance ou de l'éventuelle divulgation d'un secret médical.

À la différence du certificat, l'attestation est établie pour un tiers à son profit. Nous verrons plus loin les conseils d'écriture pour la rédiger.

3 - RÈGLES DE RÉDACTION DU CERTIFICAT

1. Le support

Qu'il soit papier ou informatique, le support doit contenir **l'en-tête médical complet du praticien**.

L'ordonnancier classique permet la duplication du certificat et sa conservation, mais le stockage informatique doit lui être préféré pour des raisons évidentes de volume.

✔ **À retenir**

Support papier ou informatique, la conservation d'un double est vivement conseillée.

2. L'écriture

Manuscrite, elle doit être lisible afin d'éviter toute interprétation ultérieure. Au mieux la saisie informatique garantit la totale clarté du document.

3. La signature

Toujours manuscrite, elle ne peut être déléguée à qui que ce soit et en particulier pas aux membres du secrétariat.

4. Le tampon professionnel

Il est de bonne prudence, quel que soit le support, d'appliquer le tampon professionnel en regard de la signature, voire la chevauchant.

5. Le contenu

- **Il doit être strictement et seulement médical**. C'est dire qu'il est totalement inutile voire judiciairement dangereux de relater les dires du patient même au conditionnel ou avec des guillemets.

- **Des faits médicaux personnellement constatés (F.M.P.C.)**. Ils résultent de votre indispensable examen médical et non pas simplement des dires « médicaux » du patient : l'interrogatoire ne suffit pas. Les éléments objectifs de votre examen doivent être mentionnés de même que les éléments négatifs dans certaines circonstances, et en particulier en cas de constatation de coups et blessures. Nous verrons dans la deuxième partie avec l'étude des différents certificats que le contenu médical du certificat est spécifique à chaque situation.

• **L'absence de mise en cause d'une tierce personne,** quelle qu'elle soit et de quelque manière que ce soit, **est fondamentale.**

• La mention « **pour servir et faire valoir ce que de droit** » figurant en fin de contenu du certificat démontre, s'il en est besoin, que le médecin ne peut méconnaître l'usage qui sera fait de son écrit.

• **La date du certificat.** Elle peut figurer indifféremment en tête ou en fin de document, **mais doit être celle du jour de la rédaction du certificat**. Si la date de remise en mains propres est différente, il paraît nécessaire de faire un ajout pour le préciser.

Bien entendu, la date des constats médicaux objets de l'écrit peut être différente : hors quelques cas spécifiques qui seront étudiés plus loin, **un praticien n'a nulle obligation de délivrer un certificat « séance tenante »**.

• **La délivrance d'un certificat étant rarement une urgence**, le temps est laissé au praticien pour le rédiger à tête reposée. C'est évidemment à l'encontre de ce qui se fait dans la pratique, les patients exigeant la plupart du temps leur certificat sans délai.

Néanmoins, nous insistons sur ce point en présence de certaines situations pour lesquelles le contenu fait poser quelques questions ; ce délai de rédaction peut fort opportunément servir au praticien pour prendre les conseils d'un membre du conseil de l'ordre par exemple.

6. Conservation et archivage

Il est conseillé de conserver un double de chaque certificat établi. Le format électronique favorise cet archivage. Le document fait partie du dossier médical dont la durée de conservation diffère en fonction de votre type d'exercice.

En libéral, il faut le conserver dix ans après la dernière consultation. Pour le cas des enfants mineurs, le dossier doit être conservé dix ans après la majorité. En cas de dommage (dossier ayant donné lieu à procédure judiciaire ou d'indemnisation) la durée de conservation de la totalité du dossier médical est portée à trente ans (idem pour l'enfant mineur trente ans après la majorité.

En établissement public ou privé, la durée de conservation du dossier médical est de trente ans mais elle est de la responsabilité de l'établissement.

Dernier conseil

Bien étudier le contenu des dossiers sensibles avant leur éventuelle destruction.

4 - RÈGLES DE RÉDACTION DE L'ATTESTATION

1. Le support

En règle générale, ce support vous est très aimablement fourni par le demandeur qui l'a reçu de son avocat en la matière du document *cerfa* n°11527 (document figurant en annexe). Mais n'importe quel papier peut faire l'affaire à condition qu'il ne comporte aucun en-tête médical.

2. L'écriture

- **Manuscrite et lisible** sauf cas de force majeure (handicap d'écriture).
- La **signature** est manuscrite et personnelle.
- Le **tampon professionnel** doit être banni de ce document au risque de voir requalifier l'écrit en certificat.

3. Le contenu

Uniquement de faits non médicaux personnellement constatés : ce que vous avez vu, entendu ou compris d'une situation à propos de la personne bénéficiaire de l'attestation hormis les appréciations à caractère médical.

Si l'attestation vous est demandée par un de vos patients, il est inutile de le préciser, voire de le sous-entendre, les faits relatés devant être par nature constatés hors d'une consultation médicale naturellement protégée par le secret.

Outre les mentions d'identité et de domiciliation, vous devez faire figurer votre profession simplement en mentionnant « **médecin** » sans plus (évitez la mention d'une spécialité qui pourrait vous être reprochée : par exemple, psychiatre...)

Bien que les termes ne soient pas sémantiquement différents, l'usage du « **Je soussigné, atteste** » doit être préféré à « **Je soussigné, certifie** » pour bien garder à l'esprit la nature de l'écrit. Par contre, ce n'est pas parce qu'on a certifié qu'il s'agit d'un certificat.

⚠ Ne pas oublier d'inscrire les mentions juridiquement obligatoires et de joindre au document **une photocopie de votre pièce d'identité** ; garder à l'esprit que cette attestation peut vous engager devant les tribunaux.

Pour vous aider, le tableau synoptique ci-dessous vous permet de visualiser les différences de manière pratique de ces deux types d'écrit.

	Certificat	**Attestation**
Support	En-tête médical	Pas d'en-tête médical
Contenu	Rien que du médical	Tout sauf du médical
Tampon professionnel	OUI	NON

Vous trouverez en annexe le libellé des articles 200 à 203 du Nouveau code de procédure civile (NCPC) qui définissent le cadre juridique de l'attestation.

5 - PRINCIPES DE LA DÉLIVRANCE

• Le document est délivré **en main propre** à la personne concernée, comme stipulé en fin de contenu ou à son représentant légal (titulaire de l'autorité parentale, tuteur).

• **Ne jamais remettre le certificat à une tierce personne** sauf si elle est porteuse d'une autorisation en bonne et due forme... Il convient de se méfier de ce genre de situation surtout lors de certificat établi dans des contextes délicats (procédures judiciaires imminentes ou en cours).

• Pour le cas où le certificat doit être adressé par voie postale, faites-le en LR-AR en prévenant au préalable le destinataire. Il est en effet courant que les conjoints s'autorisent entre eux, par commodité, la réception des envois recommandés.

• Dans le cas de l'attestation, elle est délivrée à la personne qui en a fait la demande.

• **Aucun certificat ne doit être adressé par voie électronique.**

• Une mention spéciale doit être faite ici **aux courriers entre confrères :** classiquement, le médecin remet au patient le courrier destiné au confrère avec le risque que ce courrier soit détourné par le patient qui ouvre l'enveloppe et copie le courrier. Certes, le praticien n'a rien à craindre au niveau d'une éventuelle divulgation du secret médical, mais nous mettons en garde le rédacteur contre la présence d'éventuelles considérations sur la psychologie ou le comportement du patient ; il n'est pas rare en effet dans de telles circonstances que le patient poursuive le médecin devant la juridiction au motif du contenu de l'écrit qui pourrait lui porter préjudice.

Dernier conseil

Lors de l'écriture de courrier à contenu délicat, nous vous conseillons de privilégier la voie postale ou au mieux électronique cryptée.

6 - ÉCRITS MÉDICAUX ET SECRET MÉDICAL

La demande de certificat se justifie par une finalité et un destinataire. C'est en fonction de ces deux critères que nous devons considérer l'application du secret médical.

Si l'on se réfère au dessein de l'écrit, il paraît évident de ne révéler que le strict nécessaire pour faire valoir les droits. Bien souvent, il n'est d'ailleurs aucunement utile de donner un argument diagnostique voire simplement médical, pour faire valoir un droit administratif. En la matière, la parole du praticien au travers de son écrit fait foi.

Quand on se réfère au destinataire, il convient de savoir si la demande est légale et obligatoire ; dans ce cas le praticien ne pourra se soustraire à la rédaction du document demandé mais limitera le contenu médical au strict nécessaire pour porter à la connaissance du tiers destinataire, les éléments lui permettant de faire valoir les droits du patient.

En dehors des demandes légales que nous allons évoquer dans la deuxième partie, le document demandé par le patient devra prendre en compte que le secret médical doit être absolu notamment vis-à-vis des compagnies d'assurance, ou vis-à-vis d'une instance judiciaire ou administrative.

Partie II

Les différents certificats et leurs pièges éventuels

- ***Quel que soit le certificat, qu'il soit obligatoire ou facultatif, le médecin doit prendre le temps de la réflexion afin que ses écrits ne se retournent pas contre lui...***

La vie du médecin est rythmée par les consultations qui sont souvent l'objet au décours d'une conversation de sollicitation du patient pour rédiger un certificat ou remplir un formulaire. Cette demande formulée souvent de manière accessoire et dans la précipitation ne doit en aucune manière influencer le médecin à rédiger le certificat demandé au moment souhaité par le patient. Le praticien doit prendre le temps de la réflexion car tous ses écrits engagent sa responsabilité civile, pénale et disciplinaire.

1 - CERTIFICATS OBLIGATOIRES

1. Certificats de santé du jeune enfant (8e jour, 9e mois, 24e mois)

Ces trois certificats de santé sont pré-imprimés dans le carnet de santé de l'enfant ou ils peuvent être téléchargés à l'adresse suivante : http://www.drees.sante.gouv.fr.

- **Le premier certificat** de santé est établi dans les 8 jours suivant la naissance de l'enfant.
- **Le deuxième certificat** de santé est établi au cours du 9e mois.
- **Le troisième certificat** de santé est établi au cours du 24e mois.

Ces certificats doivent être adressés sous pli confidentiel, au médecin responsable du service de Protection Maternelle et Infantile (PMI) du département dans un délai de 8 jours.

Ces certificats de santé sont analysés dans un premier temps par le service départemental de PMI dans un double objectif :

- **Suivi individuel** : le service de PMI peut le cas échéant proposer une aide, une information sur le suivi, un rendez-vous de consultation, un soutien, la visite d'une puéricultrice au domicile...
- **Suivi épidémiologique** de la santé des enfants. Les informations sont transmises et analysées par les services du ministère de la Santé, ainsi que par l'Institut de veille sanitaire et l'INSERM.

Pièges éventuels

Ces certificats ne posent pas de problème quant à leurs rédactions. Il suffit de répondre aux questionnaires pré-imprimés. Il faut tout de même ne pas oublier de répertorier toutes les informations médicales dans le carnet de santé de l'enfant.

Un piège peut exister toutefois : celui de cocher une case dont le diagnostic n'est pas absolument certain. À cet égard, il convient de faire attention au remplissage du carnet de santé de l'enfant, document qui devrait être strictement confidentiel, mais qui transite parfois dans des mains non habilitées ; attention à n'inscrire dans ce document aucun critère à caractère péjoratif notamment ceux ayant trait aux capacités intellectuelles de l'enfant.

Références réglementaires

→ **Article L.2132-3 du Code de la santé publique.**

2. Certificat de décès[1]

Le certificat de décès est un imprimé comprenant un volet administratif (3 feuillets autocopiants) et un volet médical anonyme et confidentiel (partie inférieure du certificat de décès appelée informations complémentaires) qui est transmis par la mairie au médecin inspecteur de la DDASS du département qui dépend du domicile du défunt.

Il convient de remplir l'imprimé avec exactitude en précisant la date et l'heure de la constatation du décès. Il est important de préciser si la mort paraît suspecte ou non et donc s'il y a obstacle ou non à l'inhumation. En cas d'obstacle, tout reste en suspens : les soins du corps, la crémation et le transport.

En cas de mort causée par une maladie contagieuse (parmi lesquelles : variole, choléra, charbon, fièvres hémorragiques virales, peste...), la mise en bière doit être immédiate en cercueil hermétique.

Notons que depuis le décret du 27 juillet 2006[2] relatif au certificat de décès, le médecin peut déclarer le décès sur internet en s'identifiant par sa carte de professionnel de santé (CPS).

---

1. Les certificats délivrés après le décès pour permettre aux ayants droit du défunt de faire valoir un droit seront étudiés un peu plus loin.
2. Le décret du 27 juillet 2006 a institué, à l'article R.2213-1-2 du Code général des collectivités territoriales, le certificat de décès établi sur support électronique, qui devient le principe. Toutefois, la version papier subsiste à titre provisoire pour une durée non précisée par le texte. Le praticien constatant et certifiant le décès conserve donc le choix. L'arrêté du 24 novembre 2006 précise que le certificat sous forme électronique n'est qu'une possibilité pour le médecin constatant.

Pièges éventuels

Il paraît étonnant de rappeler qu'on ne peut rédiger un certificat de décès sans avoir au préalable constaté soi-même le décès. Le médecin rédacteur du certificat ne peut en aucune manière se contenter des constatations faites par le personnel soignant quand il se produit en milieu hospitalier. Il doit être celui qui constate et qui certifie le décès par son écrit ou sa déclaration en ligne.

Rappelons qu'il existe deux certificats différents, un au-delà de 28 jours de vie et un réservé aux enfants décédés entre la naissance et 27 jours révolus.

Références réglementaires

→ **Articles R.2213-7, R.2213-8, R.2213-9 du Code général des collectivités territoriales.**

3. Certificat d'arrêt de travail pour maladie

Le certificat d'arrêt de travail est un certificat très couramment rédigé au cours de l'exercice quotidien. Il s'agit d'un formulaire pré-imprimé en 3 feuillets (*cerfa* n°10170*05). Les deux premiers volets sont destinés au médecin conseil de la caisse primaire d'assurance maladie. Le premier volet est destiné exclusivement au service médical et le second aux services administratifs. Le troisième volet est destiné à l'employeur.

Ce certificat est rédigé uniquement si le médecin considère que le repos est nécessaire à la bonne prise en charge de la maladie.

Le médecin remplit la partie appelée « renseignements médicaux ». Il doit préciser la date de fin de l'arrêt en la mentionnant en toutes lettres. (Jusqu'au X juin 20XX). La durée en jours n'est pas précisée dans les certificats actuels pour ne pas risquer de confusions avec les jours ouvrables ou non. Le médecin doit mentionner si l'arrêt est en rapport avec une affection de longue durée « ALD[3] » (article L-324-1

3. La liste des ALD actualisée est la suivante :
– Accident vasculaire cérébral invalidant.
– Insuffisances médullaires et autres cytopénies chroniques.
– Artériopathies chroniques avec manifestations ischémiques.
– Bilharziose compliquée.
– Insuffisance cardiaque grave, troubles du rythme graves, cardiopathies valvulaires graves, cardiopathies congénitales graves.
– Maladies chroniques actives du foie et cirrhoses.
– Déficit immunitaire primitif grave nécessitant un traitement prolongé, infection par le virus de l'immunodéficience humaine (VIH).
– Diabète de type 1 et de type 2.
– Formes graves des affections neurologiques et musculaires (dont myopathie), épilepsie grave.
– Hémoglobinopathies, hémolyses chroniques constitutionnelles et acquises sévères.
– Hémophilies et affections constitutionnelles de l'hémostase graves.
– Maladie coronaire.

du code de la Sécurité sociale) ou une grossesse. Il devra également mentionner les horaires des sorties si elles sont autorisées.

En fin de page, on trouve sur le premier volet les éléments d'ordre médical justifiant l'arrêt de travail. Il est évident que dans le deuxième et le troisième volet ces informations médicales sont absentes.

Pièges éventuels

Les problèmes rencontrés avec les arrêts de travail sont souvent liés aux **informations médicales précisées en fin de page par le médecin**. Il ne s'agit pas de divulgation du secret médical car le premier volet est réservé exclusivement au médecin conseil. Le médecin rédacteur doit malgré tout être vigilant quant aux éléments médicaux qu'il formule, d'autant que le certificat peut être lu malencontreusement par des

– Insuffisance respiratoire chronique grave.
– Maladie d'Alzheimer et autres démences.
– Maladie de Parkinson.
– Maladies métaboliques héréditaires nécessitant un traitement prolongé spécialisé.
– Mucoviscidose.
– Néphropathie chronique grave et syndrome néphrotique primitif.
– Paraplégie.
– Vascularites, lupus érythémateux systémique, sclérodermie systémique.
– Polyarthrite rhumatoïde évolutive.
– Affections psychiatriques de longue durée.
– Rectocolite hémorragique et maladie de Crohn évolutives.
– Sclérose en plaques.
– Scoliose idiopathique structurale évolutive (dont l'angle est égal ou supérieur à 25 degrés) jusqu'à maturation rachidienne.
– Spondylarthrite grave.
– Suites de transplantation d'organe.
– Tuberculose active, lèpre.
– Tumeur maligne, affection maligne du tissu lymphatique ou hématopoïétique.

Source : article D. 322-1 du Code de la sécurité sociale, modifié par les décrets n° 2004-1049 du 4 octobre 2004 publié au JO du 5 octobre 2004 et n° 2011-77 du 19 janvier 2011 publié au JO du 21 janvier 2011.

personnes auxquelles il n'est pas destiné. En effet, le patient peut sans s'en rendre compte l'adresser à son employeur au lieu de l'adresser au médecin conseil de la caisse. Nous avons été sollicités au sein de l'instance ordinale pour juger plusieurs affaires mentionnant un éventuel harcèlement. Dans l'une d'entre elles, le médecin avait précisé le motif médical pour l'arrêt suivant : « *syndrome dépressif pour harcèlement au travail* ». Le salarié a adressé une copie du premier volet à son employeur qui a pu lire la mention citée. Ce qui a eu pour conséquence une plainte déposée par l'employeur contre le praticien. Faire le lien de manière aussi ferme entre un syndrome dépressif et un harcèlement au travail est une faute déontologique. Le médecin ne doit certifier que les éléments médicaux qu'il a pu lui-même constater.

Il n'est pas inutile de préciser par ailleurs que le qualificatif de harcèlement est du ressort d'une qualification pénale et non médicale. Seule la pathologie présentée, à savoir « état dépressif », seul motif que le médecin pouvait lui-même constater, était à mentionner à l'attention du médecin conseil.

✔ Conseil important

En présence d'un soupçon de harcèlement, il convient de vous rapprocher du médecin du travail de l'entreprise qui jugera de la conduite à adopter. Préférez pour cela la voie téléphonique directe, évitant ainsi les écrits qui s'égarent, sont copiés, etc.

Autres pièges liés à la datation

Les autres pièges sont ceux liés à la datation :

- **soit du certificat** qui doit être daté de la date à laquelle le patient a effectivement été examiné. L'anti-datage ou le post-datage constituent des fautes déontologiques et pénales.

- **soit des dates d'arrêt** : un arrêt de travail ne peut en aucun cas être rétroactif.

⚠ Enfin, il convient de rappeler même si cela paraît évident que le certificat ne peut être rédigé que si l'on a examiné un patient. Il n'est pas concevable de rédiger un certificat d'arrêt de travail sur les dires du conjoint ou de quiconque. Il n'est pas rare que nous ayons à juger au cours des audiences de la chambre disciplinaire des affaires à propos de médecins qui se sont laissés abuser ou convaincre de rédiger un certificat d'arrêt de travail sans avoir vu le patient uniquement sur les dires de l'entourage motivant leurs demandes par l'impossibilité du patient à se déplacer au motif d'une pathologie invalidante.

Références réglementaires

→ Articles L.162-4-1, L.321-1, R.321-2, D.613-23, D.613-24 du Code de la sécurité sociale.

4. Certificat d'accident du travail

Commençons par rappeler que, selon l'article L-411-1 du Code de la Sécurité sociale, un accident du travail, quelle qu'en soit la cause, est un accident survenu par le fait ou à l'occasion du travail à toute personne salariée ou travaillant, à quelque titre ou en quelque lieu que ce soit, pour un ou plusieurs employeurs ou chefs d'entreprise.

La déclaration se fait à l'aide d'un certificat sous la forme d'un formulaire pré-imprimé (*cerfa* n°11138*01) comportant 3 feuillets. Les volets numérotés 1 et 2 sont adressés par le médecin rédacteur dans un délai de 24 heures à la caisse d'assurance maladie dont dépend le patient. C'est d'ailleurs le même formulaire que pour la déclaration d'une maladie professionnelle.

Les renseignements médicaux décrits doivent formuler le plus précisément l'état descriptif des lésions de la victime de l'accident. Ces informations décrites dans le certificat médical initial sont d'une grande importance car elles permettront de mieux évaluer les séquelles s'il y en a.

Les conclusions seront établies exclusivement lors de la remise du certificat final avec trois types d'appréciation (guérison, guérison avec possibilité de rechute et enfin, consolidation avec séquelles).

Références réglementaires

→ **Articles L.411-1, L.411-2, L.441-1, L.441-6, L.443-2, R.441-7 du Code de la sécurité sociale.**

5. Certificat de déclaration d'une maladie professionnelle

Une maladie est considérée comme professionnelle à partir du moment où elle est due à une exposition directe d'un salarié à un risque résultant des conditions de travail.

La déclaration se fait à l'aide d'un certificat sous la forme d'un formulaire pré-imprimé (*cerfa* n° 11138*01) comportant 3 feuillets. C'est d'ailleurs le même formulaire que pour la déclaration d'accident du travail. Cette déclaration devra être remis à la caisse de sécurité sociale dont dépend le patient dans un délai de quinze jours suivant l'arrêt de travail lié à la maladie déclarée. Notons que cette déclaration peut se faire par Internet à travers le site des maladies professionnelles de l'assurance maladie : http://maladies-professionnelles.cramif.fr/index.php.

Pièges éventuels

Le principal piège de ce certificat réside dans le fait qu'après l'affaire dite France Télécom nombre de médecins se sont crus autorisés à établir des certificats de **déclaration d'accident du travail ou de maladie professionnelle** au motif d'un harcèlement réel ou supposé dans le cadre du travail.

Seule l'enquête de la Sécurité sociale ou une éventuelle enquête judiciaire permettraient de relier les troubles présentés à une pathologie liée au travail ou à son environnement.

6. Certificat de constatation de coups et blessures ou atteinte à l'intégrité de la personne humaine

L'ancienne dénomination de ce certificat est « coups et blessures », nous l'appelons actuellement **certificat d'atteinte à l'intégrité de la personne humaine**. Il faut faire la distinction entre blessures volontaires et involontaires (d'origine accidentelle).

Dans la majeure partie des cas, le médecin est sollicité dans un contexte de violences conjugales. Cette demande de certificat peut émaner de la victime ou peut être requis par une autorité judiciaire. Le médecin doit décrire les lésions constatées et évaluer l'incapacité totale de travail personnel (ITTP)[4] en nombre de jours qui correspond à la période pendant laquelle la victime ne pourra accomplir des actes usuels de son quotidien comme manger, se laver ou s'habiller. La fixation de l'ITTP permet de déterminer la juridiction compétente appeler à sanctionner éventuellement l'auteur des faits ou le responsable de l'accident : ainsi le tribunal de police est compétent en cas d'ITT inférieure ou égale à 8 jours ; pour ce qui est des ITT supérieure à 8 jours, c'est le tribunal de grande instance qui appelé à juger les délits.

---

4. La fixation de l'ITT est obligatoire en cas de réquisition, mais en dehors de ce cas, l'évaluation de l'ITT est toujours utile à la victime lui permettant d'éviter une expertise si le juge se satisfait des appréciations du médecin rédacteur du certificat.
Attention l'ITT est à différencier de l'ITTTCPP (incapacité temporaire totale de travail personnel du Code pénal). Ce dernier est évalué par un médecin expert ou par un juge prenant comme référence les informations décrites sur le certificat rédigé par le médecin. C'est de la durée de l'ITTTCPP que la sanction dépendra.

Pièges éventuels

C'est un certificat essentiel pour la victime avec des implications médico-légales importantes. Le contexte des faits n'a aucune importance car ce n'est pas un constat médical. À ce titre, il convient de répéter qu'aucune tierce personne ne doit être mentionnée ni même simplement évoquée dans un tel certificat, comme malheureusement nous avons pu maintes fois le constater lors d'agressions entre conjoints. Seules les lésions constatées doivent être décrites avec précision sans les rapporter aux faits incriminés. Le certificat doit être remis en main propre à l'intéressé car les constatations sont soumises au secret médical. Si le médecin a le sentiment qu'il se trouve dans un contexte délicat avec une victime suspicieuse, il est préférable de la faire signer et de dater le certificat lors de la remise.

Dans tous les cas, le médecin rédacteur doit garder un double du certificat.

Références réglementaires

→ **Articles 222-7, 222-8, 222-11, 222-12, 222-13, 222-19, 222-20, 222-21, 222-22, 222-23, 222-24, 222-27, R.622-1, R.624-1, R.625-1, R.625-2, R.625-3 du Code pénal.**

Exemple

Modèle de certificat médical initial en cas de violences sur personne majeure.

→ Dernière proposition du Conseil national de l'Ordre des médecins (CNOM)

MODELE DE CERTIFICAT MEDICAL INITIAL EN CAS DE VIOLENCES SUR PERSONNE MAJEURE
Sur demande de la personne et remis en main propre

Un double doit être conservé par le médecin

Je certifie avoir examiné le (date en toutes lettres) : ______________________ à ____ heure____, à ______________________(Lieu : cabinet, service hospitalier, domicile, autre)
Une personne qui me dit s'appeler Madame ou Monsieur (nom -- prénom) ______________________

____

- date de naissance (en toutes lettres) : ______________________

FAITS OU COMMEMORATIFS:

La personne déclare « avoir été victime le ________ (date), à ____ (heure) ____, à ________ (lieu), de______________________

______________________ ».

DOLEANCES EXPRIMEES PAR LA PERSONNE :

Elle dit se plaindre de « »

ETAT ANTERIEUR *(éléments antérieurs susceptibles d'être en relation avec les faits exposés)*

EXAMEN CLINIQUE : (description précise des lésions, siège et caractéristiques sans préjuger de l'origine)

- sur le plan physique :
- sur le plan psychique :
- état gravidique et âge de la grossesse (le cas échéant) :

Joindre photographies éventuelles prises par le médecin, datées, signées et tamponnées au verso.

INCAPACITÉ TOTALE DE TRAVAIL

L'évaluation de l'ITT est facultative. L'ITT pour les lésions physiques et pour le retentissement psychologique est établie sur la base des signes cliniques des lésions physiques et du retentissement psychologique décrits dans les rubriques ci-dessus.

*L'incapacité ne concerne pas le travail au sens habituel du mot, mais **la durée de la gêne notable dans les activités quotidiennes et usuelles de la victime** notamment : manger, dormir, se laver, s'habiller, sortir pour faire ses courses, se déplacer, jouer (pour un enfant). A titre d'exemples : la perte des capacités habituelles de déplacement, des capacités habituelles de communication, de manipulation des objets, altération des fonctions supérieures, la dépendance à un appareillage ou à une assistance humaine. La période pendant laquelle une personne est notablement gênée pour se livrer à certaines des activités précitées est une période d'incapacité.*

La durée d'incapacité totale de travail est de … (en toutes lettres) , sous réserve de complications

Cet examen a nécessité la présence d'une personne faisant office d'interprète, Madame. Monsieur (nom, prénom, adresse) :

« Certificat établi à la demande de l'intéressé (ou intéressée) et remis en main propre pour servir et faire valoir ce que de droit »

DATE (du jour de la rédaction, en toutes lettres), SIGNATURE ET TAMPON DU MEDECIN

Dans sa newsletter du 20 janvier 2016, le CNOM propose **un modèle de certificat médical initial en cas de violences sur personne majeure**.

La recrudescence de la violence faite sur toute personne majeure (les violences à l'encontre des enfants ou des majeurs vulnérables relevant du signalement) a suscité la rédaction de ce modèle de certificat délivré en mains propres à son bénéficiaire pour en faire l'usage qu'il lui plaira.

Certes en présence d'une personne présumée battue, le signalement au procureur de la République était possible mais avec l'autorisation de l'interessé, ce qui était le plus souvent refusé.

La proposition par le CNOM de ce modèle de certificat permet à la personne de faire certifier par le médecin la réalité matérielle des blessures dans un modèle standardisé et en conséquence plus « officiel » que le certificat habituel de coups et blessures.

La personne restera libre de l'utiliser ou de ne pas l'utiliser. Une notice explicative est disponible par téléchargement sur le site du CNOM et retranscrite en annexe.

Pièges éventuels

Par exception, au chapitre « **faits** » de la notice explicative du CNOM, il est déontologiquement possible de transcrire les dires de la patiente concernant les circonstances des faits avec notamment mention de l'identité présumée de l'agresseur.

Mais nous pensons que c'est là que réside le piège majeur de ce modèle de certificat.

Outre le risque d'une mauvaise écriture, comme par exemple l'oubli des guillemets qui peut en cas de plainte rendre le certificat déontologiquement fautif, l'agresseur nommément désigné aura toujours le loisir de se retourner contre le médecin quand bien même ce dernier ne risquerait aucune sanction.

De toutes façons, pour que ce certificat ait une portée, une déclaration doit être faite aux autorités de police, soit sous forme d'une main courante, soit sous forme de plainte formelle.

Conseil

Ainsi nous recommandons, afin d'éviter toute poursuite de la part de l'agresseur présumé, de n'inscrire dans l'encadré « faits et commémoratifs » que la date et l'heure suivies de la mention manuscrite « **suivant déclaration faite aux autorités de police** ». Cet énoncé a le mérite, après explication et afin que ce certificat ne reste pas lettre morte, de montrer à la victime la nécessité de faire une déclaration à la police ou à la gendarmerie.

7. Certificats pour hospitalisation sans consentement en psychiatrie

Les certificats d'hospitalisation sous contrainte sont de deux catégories. Ils regroupent les certificats d'hospitalisation à la demande d'un tiers (HDT) et les certificats d'hospitalisation d'office (HDO).

A. À la demande d'un tiers (HDT)

La demande d'admission est rédigée par un tiers (famille, personne agissant dans l'intérêt du patient) et doit être accompagnée de deux certificats médicaux datant de moins de quinze jours. Un des certificats peut être rédigé par un des médecins de l'établissement hospitalier d'accueil.

Il existe deux types d'HDT qu'il faut savoir différencier dans la formulation du certificat. Les HDT simples qui dépendent de l'application de l'article L.3212-1 du code de santé publique et les HDT dans le cadre d'une procédure d'urgence avec risque de péril imminent pour la santé du patient qui dépendent de l'application de l'article L.3212-3 du code de la santé publique. Dans le cadre de la procédure d'urgence, l'admission du patient peut se faire à titre exceptionnel sur la base d'un seul certificat.

Exemple

CERTIFICAT MÉDICAL D'ADMISSION EN SOINS PSYCHIATRIQUES À LA DEMANDE D'UN TIERS

Procédure normale (article L.3212-1 du CSP)

1er certificat d'un médecin n'exerçant pas dans l'établissement,
2ème certificat confirmant la nécessité des soins psychiatriques d'un médecin pouvant exercer dans l'établissement.

Je soussigné,.., Docteur en médecine, certifie avoir examiné ce jour M., Mme, Melle
....

né(e) le ....à ....

domicilié(e) ....

et avoir constaté les troubles suivants :

....
....

Le traitement actuel est ....

Je certifie que :
- son état impose des soins immédiats assortis d'une surveillance médicale constante justifiant une hospitalisation conformément à l'article L.3212-1 du Code de la Santé Publique ;

- ses troubles mentaux rendent impossible son consentement.

Je confirme, par ailleurs, n'être ni parent, ni allié au quatrième degré inclusivement, ni avec le tiers demandant les soins, ni avec le confrère certificateur, ni avec le directeur de l'établissement d'accueil, ni avec le patient.

Certificat établi à la demande de M..pour permettre l'hospitalisation de M..
dans un établissement habilité à soigner les personnes atteintes de troubles mentaux.

Fait à..................................

le .... à .... h........

Nom et signature du médecin

Exemple

CERTIFICAT MÉDICAL D'ADMISSION EN SOINS PSYCHIATRIQUES À LA DEMANDE D'UN TIERS
Procédure d'urgence (article L.3212-3 du CSP)

Certificat d'un médecin exerçant ou non dans l'établissement

Je soussigné,..., Docteur en médecine, certifie avoir examiné ce jour M., Mme, Melle ....

né(e) le .... à ....

domicilié(e) ....

et avoir constaté les troubles suivants :

....

Le traitement actuel

....

Je certifie que :
- son état impose des soins immédiats assortis d'une surveillance médicale constante justifiant une hospitalisation ;
- ses troubles mentaux rendent impossible son consentement ;
- au regard de l'existence d'un péril imminent pour la santé du patient, cette admission doit s'effectuer conformément à l'article L. 3212-3 du Code de la Santé Publique.

Je confirme, par ailleurs, n'être ni parent, ni allié au quatrième degré inclusivement, ni avec le tiers demandant les soins, ni avec le directeur de l'établissement d'accueil, ni avec le patient.
Certificat établi à la demande de M...
pour permettre l'hospitalisation de M..
dans un établissement habilité à soigner les personnes atteintes de troubles mentaux.

Fait à...................................

le .... à .... h........

Nom et signature du médecin

Références réglementaires

→ Articles L.3212-1 ET L.3212-3 du code de la santé publique (CSP).

→ **Article L.3212-1 (modifié par la loi n°2013-869 du 27 septembre 2013 - art. 1)**

I. Une personne atteinte de troubles mentaux ne peut faire l'objet de soins psychiatriques sur la décision du directeur d'un établissement mentionné à l'article L. 3222-1 que lorsque les deux conditions suivantes sont réunies :

• 1° Ses troubles mentaux rendent impossible son consentement ;

• 2° Son état mental impose des soins immédiats assortis soit d'une surveillance médicale constante justifiant une hospitalisation complète, soit d'une surveillance médicale régulière justifiant une prise en charge sous la forme mentionnée au 2° du I de l'article L. 3211-2-1.

II. Le directeur de l'établissement prononce la décision d'admission :

• 1° Soit lorsqu'il a été saisi d'une demande présentée par un membre de la famille du malade ou par une personne justifiant de l'existence de relations avec le malade antérieures à la demande de soins et lui donnant qualité pour agir dans l'intérêt de celui-ci, à l'exclusion des personnels soignants exerçant dans l'établissement prenant en charge la personne malade. Lorsqu'il remplit les conditions prévues au présent alinéa, le tuteur ou le curateur d'un majeur protégé peut faire une demande de soins pour celui-ci.

La forme et le contenu de cette demande sont fixés par décret en Conseil d'État.

La décision d'admission est accompagnée de deux certificats médicaux circonstanciés datant de moins de quinze

jours, attestant que les conditions prévues aux 1° et 2° du I du présent article sont réunies.
Le premier certificat médical ne peut être établi que par un médecin n'exerçant pas dans l'établissement accueillant le malade ; il constate l'état mental de la personne malade, indique les caractéristiques de sa maladie et la nécessité de recevoir des soins. Il doit être confirmé par un certificat d'un second médecin qui peut exercer dans l'établissement accueillant le malade. Les deux médecins ne peuvent être parents ou alliés, au quatrième degré inclusivement, ni entre eux, ni du directeur de l'établissement mentionné à l'article L. 3222-1 qui prononce la décision d'admission, ni de la personne ayant demandé les soins ou de la personne faisant l'objet de ces soins ;

- 2° Soit lorsqu'il s'avère impossible d'obtenir une demande dans les conditions prévues au 1° du présent II et qu'il existe, à la date d'admission, un péril imminent pour la santé de la personne, dûment constaté par un certificat médical établi dans les conditions prévues au troisième alinéa du même 1°. Ce certificat constate l'état mental de la personne malade, indique les caractéristiques de sa maladie et la nécessité de recevoir des soins. Le médecin qui établit ce certificat ne peut exercer dans l'établissement accueillant la personne malade ; il ne peut en outre être parent ou allié, jusqu'au quatrième degré inclusivement, ni avec le directeur de cet établissement ni avec la personne malade.
Dans ce cas, le directeur de l'établissement d'accueil informe, dans un délai de vingt-quatre heures sauf difficultés particulières, la famille de la personne qui fait l'objet de soins et, le cas échéant, la personne chargée de la protection juridique de l'intéressé ou, à défaut, toute personne justifiant de l'existence de relations avec la personne malade antérieures à l'admission en soins et lui donnant qualité pour agir dans l'intérêt de celle-ci.

Lorsque l'admission a été prononcée en application du présent 2°, les certificats médicaux mentionnés aux deuxième et troisième alinéas de l'article L. 3211-2-2 sont établis par deux psychiatres distincts.

→ Article L.3212-3 (modifié par la loi n°2011-803 du 5 juillet 2011 - art. 2)

En cas d'urgence, lorsqu'il existe un risque grave d'atteinte à l'intégrité du malade, le directeur d'un établissement mentionné à l'article L. 3222-1 peut, à titre exceptionnel, prononcer à la demande d'un tiers l'admission en soins psychiatriques d'une personne malade au vu d'un seul certificat médical émanant, le cas échéant, d'un médecin exerçant dans l'établissement. Dans ce cas, les certificats médicaux mentionnés aux deuxième et troisième alinéas de l'article L. 3211-2-2 sont établis par deux psychiatres distincts.

Préalablement à l'admission, le directeur de l'établissement d'accueil vérifie que la demande de soins a été établie conformément au 1° du II de l'article L. 3212-1 et s'assure de l'identité de la personne malade et de celle qui demande les soins. Si la demande est formulée pour un majeur protégé par son tuteur ou curateur, celui-ci doit fournir à l'appui de sa demande un extrait de jugement de mise sous tutelle ou curatelle.

Pièges éventuels

Attention, cette demande ne doit pas être envisagée en l'absence de constatation personnelle de la situation quand bien même l'examen du patient n'est pas possible.

B. Certificats d'admission en soins psychiatrique d'office

Le placement d'office est envisagé quand le patient présente un risque majeur pour l'ordre public ou de manière générale pouvant atteindre à la sécurité d'autrui, que ce soit l'entourage familial, professionnels de santé ou forces de police. Il existe également deux types de procédures, une normale en application de l'article L.3213-1 du Code de la santé publique ou une procédure d'urgence en application de l'article L.3213-2 du Code de la santé publique en cas de danger imminent. En cas de procédure d'urgence, il convient sans tarder que le certificat soit adressé à l'autorité requérante qui le transmet au directeur du centre hospitalier avec délivrance d'un arrêté préfectoral permettant le placement d'office sous 48 heures[5].

Le transport du patient est organisé par les forces de police dans les deux cas.

Pièges éventuels

On ne doit envisager ce certificat qu'à la constatation personnelle des faits ou de l'autorité requérante.

Références réglementaires

→ Articles L.3213-1 ET L.3213-2 du code de la santé publique (CSP).

→ **Article L.3213-1 (modifié par la loi n°2013-869 du 27 septembre 2013 - art. 10)**

5. Il n'y a pas de date de péremption pour un certificat pour placement d'office en cas de non-exécution dans un délai de 48 heures, un nouvel arrêté préfectoral est nécessaire si le danger persiste.

I. Le représentant de l'État dans le département prononce par arrêté, au vu d'un certificat médical circonstancié ne pouvant émaner d'un psychiatre exerçant dans l'établissement d'accueil, l'admission en soins psychiatriques des personnes dont les troubles mentaux nécessitent des soins et compromettent la sûreté des personnes ou portent atteinte, de façon grave, à l'ordre public. Les arrêtés préfectoraux sont motivés et énoncent avec précision les circonstances qui ont rendu l'admission en soins nécessaire. Ils désignent l'établissement mentionné à l'article L. 3222-1 qui assure la prise en charge de la personne malade.

Le directeur de l'établissement d'accueil transmet sans délai au représentant de l'État dans le département et à la commission départementale des soins psychiatriques mentionnée à l'article L. 3222-5 :

1° Le certificat médical mentionné au deuxième alinéa de l'article L. 3211-2-2 ;

2° Le certificat médical et, le cas échéant, la proposition mentionnés aux deux derniers alinéas du même article L. 3211-2-2.

II. Dans un délai de trois jours francs suivant la réception du certificat médical mentionné à l'avant-dernier alinéa de l'article L. 3211-2-2, le représentant de l'État dans le département décide de la forme de prise en charge prévue à l'article L. 3211-2-1, en tenant compte de la proposition établie, le cas échéant, par le psychiatre en application du dernier alinéa de l'article L. 3211-2-2 et des exigences liées à la sûreté des personnes et à l'ordre public. Il joint à sa décision, le cas échéant, le programme de soins établi par le psychiatre.

Dans l'attente de la décision du représentant de l'État, la personne malade est prise en charge sous la forme d'une hospitalisation complète.

III. Lorsque la proposition établie par le psychiatre en application de l'article L. 3211-2-2 recommande une prise en charge sous une autre forme que l'hospitalisation complète, le représentant de l'État ne peut modifier la forme de prise en charge des personnes mentionnées au II de l'article L. 3211-12 qu'après avoir recueilli l'avis du collège mentionné à l'article L. 3211-9.

IV. Les mesures provisoires, les décisions, les avis et les certificats médicaux mentionnés au présent chapitre figurent sur le registre mentionné à l'article L. 3212-11.

→ Article L3213-2 (modifié par décision n°2011-174 QPC du 6 octobre 2011 - art. 1, v. init.)

En cas de danger imminent pour la sûreté des personnes, attesté par un avis médical, le maire et, à Paris, les commissaires de police arrêtent, à l'égard des personnes dont le comportement révèle des troubles mentaux manifestes, toutes les mesures provisoires nécessaires, à charge d'en référer dans les vingt-quatre heures au représentant de l'État dans le département qui statue sans délai et prononce, s'il y a lieu, un arrêté d'admission en soins psychiatriques dans les formes prévues à l'article L. 3213-1. Faute de décision du représentant de l'État, ces mesures provisoires sont caduques au terme d'une durée de quarante-huit heures.

La période d'observation et de soins initiale mentionnée à l'article L. 3211-2-2 prend effet dès l'entrée en vigueur des mesures provisoires prévues au premier alinéa.

Exemple

CERTIFICAT MÉDICAL D'ADMISSION EN SOINS PSYCHIATRIQUES D'OFFICE

Procédure normale (article L.3213-1 du CSP)

Je soussigné,..., Docteur en médecine, certifie avoir examiné ce jour M., Mme, Melle ....

né(e) le ....à ....

domicilié(e) ....

et avoir constaté les troubles suivants :

....

....

Le traitement actuel..

M......................................nécessite des soins en raison de ses troubles mentaux qui compromettent gravement la sûreté des personnes pouvant porter atteinte à l'ordre public.

En conséquence, je certifie que son état nécessite une hospitalisation d'office conformément à l'article L. 3213-1 du Code de la Santé Publique.

Je précise, par ailleurs, n'être ni parent, ni allié au quatrième degré inclusivement, ni avec le tiers demandant les soins, ni avec le directeur de l'établissement d'accueil, ni avec le patient.

Fait à...................................

le .... à .... h........

Nom et signature du médecin

Exemple

CERTIFICAT MÉDICAL D'ADMISSION EN SOINS PSYCHIATRIQUES D'OFFICE

Procédure d'urgence (article L.3213-2 du CSP)

Je soussigné,.., Doteur en médecine, certifie avoir examiné ce jour M., Mme, Melle...

né(e) le ....à ....

domicilié(e) ....

et avoir constaté les troubles suivants :

....

Le traitement actuel..

M......................................nécessite des soins en raison de ses troubles mentaux qui compromettent gravement et de manière imminente à la sûreté des personnes pouvant porter atteinte à l'ordre public.

En conséquence, je certifie que son état nécessite une hospitalisation d'office conformément à l'article L. 3212-3 du Code de la Santé Publique.

Je précise, par ailleurs, n'être ni parent, ni allié au quatrième degré inclusivement, ni avec le tiers demandant les soins, ni avec le directeur de l'établissement d'accueil, ni avec le patient.

Fait à...................................

le .... à .... h........

Nom et signature du médecin

8. Certificat de vaccinations

La loi française impose certaines vaccinations pour l'enfant. Elles ont été rendues obligatoires afin de préserver la santé publique de la population. C'est le cas pour les vaccinations suivantes : antidiphtérique, antitétanique, antipoliomyélitique, antituberculeuse par BCG.

Le certificat a donc pour but d'en faire la déclaration qui se fait pour les enfants par le biais de formulaires pré-imprimés intégrés dans le carnet de santé. En cas d'absence de carnet, il est possible d'en faire la déclaration par des cartes-lettres mises à la disposition du corps médical. Le praticien a toujours la possibilité d'établir un certificat sur papier à en-tête de manière manuscrite ou informatique.

Pièges éventuels

Le piège ici résiderait dans l'acceptation par le praticien d'une demande de la famille de certifier la réalisation d'une vaccination qui n'a pas été effective.

Ce genre de requêtes n'est pas rare dans le cadre de dérives sectaires ou simplement venant de sujets réfractaires à l'idée, malheureusement de plus en plus rencontrée, qu'il y aurait une inversion du rapport bénéfice/risque en faveur de l'abstention vaccinale.

9. Certificat de maladies contagieuses à déclaration obligatoire

Il existe trente et une maladies infectieuses à déclaration obligatoire. Cette déclaration se fait à l'aide de formulaires qu'il est possible de télécharger sur le site de l'Institut de veille sanitaire : http://www.invs.sante.fr/

- Maladie à déclaration obligatoire :
  - Botulisme
  - Brucellose
  - Charbon
  - Chikungunya
  - Choléra
  - Dengue
  - Diphtérie
  - Fièvres hémorragiques africaines
  - Fièvre jaune
  - Fièvre typhoïde et fièvres paratyphoïdes
  - Hépatite aiguë A
  - Infection aiguë symptomatique par le virus de l'hépatite B
  - Infection par le VIH quel qu'en soit le stade
  - Infection invasive à méningocoque
  - Légionellose
  - Listériose
  - Orthopoxviroses dont la variole
  - Mésothéliomes
  - Paludisme autochtone
  - Paludisme d'importation dans les départements d'outre-mer
  - Peste
  - Poliomyélite
  - Rage
  - Rougeole

- Saturnisme de l'enfant mineur
- Suspicion de maladie de Creutzfeldt-Jakob et autres encéphalopathies subaiguës spongiformes transmissibles humaines
- Tétanos
- Toxi-infection alimentaire collective
- Tuberculose
- Tularémie
- Typhus exanthématique

10. Certificat pour MDPH (maison départementale pour personnes handicapées)

Toute personne rencontrant un handicap au cours de sa vie peut solliciter la MDPH. Il existe un seul formulaire à remplir (*Cerfa* n°13788*01) qui est utilisé pour formuler les attentes et les besoins en lien avec le handicap de la personne affectée.

Pièges éventuels

Le piège éventuel serait l'atteinte au secret médical en révélant une pathologie hors du champ pathologique du handicap motif de la demande.

Par exemple une demande faite à l'occasion d'un handicap d'origine cardiologique ne doit pas contenir de critère à caractère psychiatrique, sauf si le handicap est double...

11. Certificat de demande de pension militaire ou d'invalidité

Peu de problèmes pour l'établissement d'un tel certificat puisque c'est le rapport de l'expert qui fournira les conclusions d'imputabilité des troubles à un fait militaire et l'attribution ou non d'une pension.

Votre certificat doit se résumer à décrire, à la demande du patient, les constations médicales en ne faisant que présumer de leur cause.

12. Certificat de demande de mise sous sauvegarde de justice

La sauvegarde de justice est une mesure de protection juridique de courte durée qui permet à une personne majeure d'être représentée pour accomplir certains actes. La personne conserve l'exercice de ses droits, sauf exception notamment en cas de divorce ou d'actes spéciaux pour lesquels un mandataire spécial a été désigné par le juge. Il existe 2 types de mesures de sauvegarde de justice : la sauvegarde de justice sur décision du juge des tutelles et la sauvegarde de justice par déclaration médicale.

La mise sous sauvegarde de justice sur décision du juge des tutelles ne peut être demandée au juge que par certaines personnes, et notamment par un médecin psychiatre inscrit sur une liste établie par le procureur de la République.

En ce qui concerne le médecin traitant, il s'agit de la sauvegarde par déclaration médicale. Elle résulte d'une déclaration faite au procureur de la République :

- soit par le médecin de la personne, accompagnée de l'avis conforme d'un psychiatre,
- soit par le médecin de l'établissement de santé où se trouve la personne.

Qu'elle soit de votre initiative médicale ou à la demande de la famille (ou de proches), il est légitime d'écrire ce certificat à l'intention du juge des tutelles ; de surcroît, le praticien, médecin généraliste le plus souvent, n'a pas à justifier d'un motif médical précis puisque cela est du ressort du médecin le plus souvent psychiatre qui assumera l'expertise à la demande du juge. Il faut noter que la liste du Procureur comporte des médecins qui ne sont pas obligatoirement psychiatres puisque peuvent y figurer des médecins gériatres et des médecins généralistes disposant d'une formation.

Habilitation familiale : une nouvelle mesure simplifiée de protection

L'habilitation familiale est une mesure simplifiée de protection pour les personnes vulnérables mise en place depuis janvier 2016. Elle permet de solliciter l'autorisation du juge pour représenter une personne qui ne peut pas manifester sa volonté. La demande est faite par le biais d'une requête au juge des tutelles déposée au Greffe du Tribunal d'Instance du lieu de résidence de la personne à protéger, accompagnée d'un certificat médical circonstancié établi par un médecin figurant sur une liste établie par le Procureur de la République. La demande peut être faite par les ascendants, descendants, frères et sœurs, époux ou épouse, partenaire d'un PACS ou concubin du proche en état de vulnérabilité. Tous les proches doivent être d'accord sur le principe de cette demande et sur le choix de la personne habilitée, faute de quoi le juge appelé à trancher peut revenir à une mesure de protection juridique classique (curatelle ou tutelle).

L'habilitation peut porter sur :

- un ou plusieurs des actes qu'un tuteur a le pouvoir d'accomplir, seul ou avec une autorisation, sur les biens de l'intéressé;
- un ou plusieurs actes relatifs à la personne à protéger.

C'est le juge seul qui déterminera les limites et contours de l'habilitation. La durée maximale d'une habilitation familiale est fixée à dix ans, renouvelable une fois. Le juge pourra y mettre fin à tout moment si des difficultés surviennent.

Le certificat de demande d'habilitation familiale est rédigé par un médecin. Il peut se résumer au texte court ci-dessous car c'est le médecin expert qui communiquera les éléments médicaux au juge:

« Je soussigné, Docteur en médecine, certifie que l'état de santé de M ou Mme nécessite une mesure d'habilitation familiale.

Certificat délivré à - la personne qui le demande - lien avec la personne à protéger (cf fiche ci-dessus) pour servir et faire valoir ce que de droit ».

13. Certificat suite à une réquisition par autorité judiciaire

La réquisition est une procédure par laquelle une autorité judiciaire ou administrative demande à un médecin d'effectuer un acte médico-légal. Elle est régie par l'article 60 du Code de procédure pénale : « S'il y a lieu de procéder à des consultations ou des examens techniques ou scientifiques qui ne peuvent être différés, l'officier de police judiciaire a recours à une personne qualifiée ».

Le médecin a l'obligation légale de déférer à une réquisition par autorité judiciaire. Les exceptions envisageables à l'obligation de déférer à réquisition sont :

- le cas de force majeure justifié par une maladie ou une inaptitude physique du médecin,
- l'incompétence technique avérée dans le domaine concerné par la réquisition,
- l'incapacité transitoire du médecin liée à l'obligation qu'il a de donner des soins de manière urgente à un malade.

Le médecin ne peut alléguer le fait qu'il est le médecin traitant de la personne pour se soustraire à la réquisition. La réquisition de l'autorité judiciaire pour effectuer un examen ne correspond pas à la réalisation d'une expertise. L'article 105 du Code de déontologie (« Nul ne peut être à la fois médecin expert et médecin traitant d'un même malade. ») n'est donc pas opposable. Mais le médecin traitant doit pouvoir se récuser en son âme et conscience car il existe un présupposé lien d'intérêt avec son patient. En cas d'avis, même parfaitement objectif, mais qui porterait préjudice à son patient, que resterait-il de la relation de confiance médecin-patient ?

Le contenu du certificat doit donc se limiter à noter les conclusions de votre examen médical en vue de la poursuite ou non d'une mise en examen, ou d'une éventuelle hospitalisation **sans évoquer aucun diagnostic** puis remis à l'autorité requérante.

14. Certificats liés à la grossesse

A. Déclaration

Il permet de déclarer la grossesse. Il comprend 3 volets. Le volet rose doit être adressé à la caisse d'Assurance maladie et les deux volets bleus à la caisse d'allocations familiales (CAF).

La grossesse doit être déclarée avant la fin du 3e mois de grossesse pour bénéficier au plus vite de la prise en charge de la grossesse au titre de l'assurance maternité.

Pièges éventuels

Le piège de ce certificat réside dans la date présumée du début de la grossesse. En effet une **erreur volontaire de datation** peut avoir des conséquences fâcheuses :

- Sur le plan médical, en cas de rupture du suivi de la grossesse
- Sur le plan administratif pour l'obtention des droits à congés notamment.

B. Interruption

L'interruption qu'elle soit volontaire, thérapeutique ou accidentelle peut amener le médecin à délivrer un certificat pour faire valoir les droits de la patiente.

2 - CAS PARTICULIER DU SIGNALEMENT AU PROCUREUR OU À LA C.R.I.P.[6]

Le signalement n'est pas un certificat car il n'est jamais remis au patient. L'écrit du signalement est rédigé lorsqu'on suspecte des maltraitances ou une situation de danger. Bien que ce certificat soit le plus souvent rédigé par un médecin, n'importe quelle personne peut signaler des sévices ou une maltraitance à l'égard d'un mineur. Mais s'il est un devoir que le médecin ne doit pas méconnaître, c'est l'assistance à l'enfant en danger.
Toutefois, si leur but est le même, le signalement et l'information préoccupante sont deux écrits différents puisqu'ils ne s'adressent pas au même interlocuteur.

Il n'est sans doute pas inutile ici de faire un rappel de la loi et des obligations déontologiques.

1. Les obligations concernant l'enfance ou les personnes vulnérables en danger selon le Code de déontologie

Références réglementaires

→ **Article 43 (article R.4127-43 du CSP)**

« Le médecin doit être le défenseur de l'enfant lorsqu'il estime que l'intérêt de sa santé est mal compris ou mal préservé par son entourage. »

6. CRIP : Cellule départementale de recueil des informations préocuppantes.

→ **Article 44 (article R.4127-44 du CSP)**

« Lorsqu'un médecin discerne qu'une personne auprès de laquelle il est appelé est victime de sévices ou de privations, il doit mettre en œuvre les moyens les plus adéquats pour la protéger en faisant preuve de prudence et de circonspection.

Lorsqu'il s'agit d'un mineur ou d'une personne qui n'est pas en mesure de se protéger en raison de son âge ou de son état physique ou psychique, il alerte les autorités judiciaires ou administratives, sauf circonstances particulières qu'il apprécie en conscience. »

L'absence de signalement des faits de sévices ou de privations est passible de sanctions disciplinaires sans oublier la possible sanction pénale au titre de l'article 434-3 du Code pénal français qui condamne l'abstention volontaire de porter assistance à une personne en péril.

« Le fait, pour quiconque ayant eu connaissance de privations, de mauvais traitements ou d'atteintes sexuelles infligés à un mineur de moins de quinze ans ou à une personne qui n'est pas en mesure de se protéger en raison de son âge, d'une maladie, d'une infirmité, d'une déficience physique ou psychique ou d'un état de grossesse, de ne pas en informer les autorités judiciaires ou administratives est puni de trois ans d'emprisonnement et de 4 500 euros d'amende... »

De plus l'article 226-14 du code pénal permet aux médecins de déroger au secret professionnel en précisant que l'obligation de secret n'est pas applicable :

*« **1°** À celui qui informe les autorités judiciaires, médicales ou administratives de privations ou de sévices, y compris lorsqu'il s'agit d'atteintes ou mutilations sexuelles, dont il a eu connaissance et qui ont été infligées à un mineur ou à une personne qui n'est pas en mesure de se protéger en raison de son âge ou de son incapacité physique ou psychique ;*

__2°__ Au médecin qui, __avec l'accord de la victime__, porte à la connaissance du procureur de la République les sévices ou privations qu'il a constatés, sur le plan physique ou psychique, dans l'exercice de sa profession et qui lui permettent de présumer que des violences physiques, sexuelles ou psychiques de toute nature ont été commises. Lorsque la victime est un mineur ou une personne qui n'est pas en mesure de se protéger en raison de son âge ou de son incapacité physique ou psychique, son accord n'est pas nécessaire ;

__3°__ Aux professionnels de la santé ou de l'action sociale qui informent le préfet et, à Paris, le préfet de police du caractère dangereux pour elles-mêmes ou pour autrui des personnes qui les consultent et dont ils savent qu'elles détiennent une arme ou qu'elles ont manifesté leur intention d'en acquérir une. Le signalement aux autorités compétentes effectué dans les conditions prévues au présent article ne peut faire l'objet d'aucune sanction disciplinaire. »

2. Le contenu du signalement

Il comprend une évaluation de la situation d'un enfant présumé en risque de danger ou en danger nécessitant une mesure de protection administrative ou judiciaire.

3. Quelles sont les situations concernées ?

Il faut signaler tous les éléments qui peuvent constituer une présomption ou une constatation de délaissement, de privation ou de sévices...

Au niveau des enfants mineurs le signalement vise à protéger :

- **Les enfants en situation de risque** : ceux qui vivent dans des conditions mettant en danger leur santé, leur sécurité, leur moralité, leur éducation, ou leur entretien, sans que ces enfants soient maltraités.
- **Les enfants en situation de danger** : ceux qui montrent des signes de souffrances physiques (hématomes, fractures, brûlures...). Les signes de souffrance peuvent être affectives (troubles du comportement...) sans qu'une cause claire puisse l'expliquer (chute, accident, maladie...),
- **Les enfants maltraités** : ainsi ceux qui sont victimes de violences physiques ou psychologiques, d'abus sexuels, de négligences lourdes ayant des conséquences sur leur développement physique et psychologique.

Il en est de même pour les majeurs incapables, mais le signalement peut aussi s'appliquer, avec son accord, au majeur responsable (cas des conjoints battus).

4. Quel est le destinataire du certificat de signalement ?

Seul le niveau de danger pour la personne concernée ou l'urgence de la situation détermine le destinataire du signalement.

- **Pour les cas les plus graves ou urgents, le certificat est adressé au procureur de la République.**

Le formulaire type de signalement au procureur de la République est téléchargeable sur le site du Conseil National de l'Ordre des Médecins et sur la plupart des sites ordinaux. Il est adressé sous pli fermé, noté confidentiel, en lettre recommandé avec accusé de réception.

• **Si l'information est préoccupante, le destinataire est la C.R.I.P.** ou cellule départementale de recueil des informations préoccupantes. Il est conseillé là aussi de l'adresser par courrier recommandé avec accusé de réception car il est important de conserver un double des documents ainsi que des preuves de leur envoi.

Information

La C.R.I.P ou cellule départementale de recueil des informations préoccupantes.

La CRIP recueille toutes les informations qui lui sont envoyées et conseille les professionnels de la protection de l'enfance ainsi que les personnes qui sont dans une situation amenant à faire une déclaration de signalement. Elle constitue une interface entre les services du conseil général et les juridictions. Elle travaille avec l'ensemble des professionnels des divers services sociaux (hôpitaux, médecins, associations, services de police et gendarmerie, élus locaux et autres partenaires) qui peuvent apporter leur concours au traitement des situations. Dans la mesure où les informations sont réelles et avérées et ne mettent en accusation quiconque, la communication à la CRIP, à l'instar du signalement au procureur de la république, ne peut faire l'objet d'aucune sanction disciplinaire. Il faut tout de même rappeler que les formes de communication des documents doivent par ailleurs être strictement respectées.

5. Les pièges du signalement

- **Le piège le plus important à éviter est de mettre une quelconque tierce personne en cause.**
- **Le deuxième est de relater en les reprenant à votre compte des faits que vous n'auriez pas personnellement constatés ou que vous auriez mal interprétés, rendant ainsi le signalement mensonger.**

Hors ces circonstances et en présence d'une transmission conforme de la demande, vous ne craignez aucune poursuite sur le plan disciplinaire ou pénal.

3 - CERTIFICATS FACULTATIFS

« Le meilleur certificat est celui que vous n'auriez pas dû rédiger. »

Cet adage maintes fois entendu dans les Chambres disciplinaires de l'Ordre des Médecins doit venir à l'esprit de tout praticien sollicité par des patients pour rédiger des certificats ou attestations pour des situations de plus en plus nombreuses.

En effet, beaucoup trop de certificats médicaux sont demandés sans aucun motif légal. Vous n'êtes pas tenu de répondre favorablement à ces diverses demandes, le plus difficile étant de motiver votre refus.

Afin de rationaliser cette demande, le ministère de la Santé a adressé en 2011 une circulaire aux directeurs des caisses d'assurance maladie et des agences régionales de santé pour rappeler les cas où le certificat médical est nécessaire et les situations dans lesquelles il ne l'est pas. Le texte de cette circulaire se trouve en annexe.

Il faut regretter par ailleurs que cette circulaire promise initialement à une large diffusion[7] n'ait pas eu le destin prévu.

7. « La mise en œuvre de la rationalisation des certificats médicaux passe par une diffusion la plus large possible des principes et rappels mentionnés supra. C'est pourquoi nous vous demandons de bien vouloir porter les dispositions de la présente circulaire ainsi que le dépliant en annexe à la connaissance de l'ensemble des médecins. Il apparaît nécessaire que le contenu de cette circulaire ainsi que le dépliant soient mis en ligne et diffusés par vos canaux d'information, tant en direction des professionnels de santé que des usagers.
Afin que l'information soit également relayée auprès des professionnels de santé, des assurés, des collectivités locales et autres organismes intéressés, la circulaire et le dépliant seront communiqués aux

1. Les certificats liés aux activités physiques ou sportives

Chaque année à l'époque de la rentrée scolaire, les médecins généralistes pour l'essentiel, sont confrontés à un afflux de demande de certificats concernant les activités physiques ou sportives, pour la plupart extra-scolaires.

Quel que soit le motif de la demande, celle-ci ne peut être satisfaite qu'à l'issue d'un examen médical. **Exit donc et plus précisément le certificat de non contre-indication à telle ou telle pratique sportive en l'absence de l'examen médical adapté** ; en cas d'accident médical au cours de l'activité sportive, le médecin qui a délivré le certificat d'absence de contre-indication peut être mis en cause s'il est patent que son examen a été absent ou incomplet, méconnaissant une pathologie. **Ses responsabilités pénale, civile et déontologique peuvent alors être engagées**.

2. Les certificats d'absence de contre-indication à la pratique d'une activité sportive

Légalement selon la circulaire du 27 septembre 2011 : « Le code du Sport régit les cas de demandes de certificats médicaux pour les licenciés des fédérations sportives pour l'obtention ou le renouvellement de la licence ainsi que pour la participation à des compétitions organisées ou autorisées par les fédérations sportives. Hormis ces cas particuliers, les

Unions régionales de professions de santé par les agences régionales de santé, aux régimes d'assurance maladie et à la caisse nationale d'allocations familiales, ainsi qu'aux instances que sont le Conseil national de l'Ordre des médecins, l'assemblée des départements de France, l'Association des maires de France, l'UNAF et Familles rurales. »

demandes de certificats de non contre-indication à la pratique sportive ne reposent sur aucun fondement juridique ».

Il convient en premier lieu de savoir refuser les demandes farfelues, notamment celles concernant des activités pour lesquelles vous ne connaissez pas de contre-indication médicale.

Mais la pratique d'une activité sportive peut favoriser, en raison d'un état de santé, voire de pathologie préexistante, d'éventuelles pathologies liées à cette activité.

Votre rôle de conseil est dans ce cas essentiel et s'appuie nécessairement sur l'examen médical adapté évoqué plus haut. Il s'agit également pour les enfants de certaines familles de la seule occasion d'avoir un examen médical. Une réflexion est en cours pour définir le contenu et la périodicité de ce genre d'examen.

Le certificat est désormais exigible qu'une fois tous les 3 ans sauf cas particulier.

La loi sur la modernisation du système de santé du 26 janvier 2016 a diminué les contraintes de délivrance des certificats d'absence de contre-indication à la pratique d'un sport notamment pour le renouvellement d'une licence sportive. Le certificat est désormais exigible qu'une fois tous les 3 ans. Chaque année, le licencié remplira tout de même un questionnaire de santé qui permettra de déceler d'éventuels facteurs de risques, qui permettront de décider de la nécessité d'une visite médicale annuelle. Rien ne modifie les règles d'écriture, mais l'examen « triennal » doit être l'occasion d'appeler l'attention de l'intéressé sur une vision objective de son état de santé lorsqu'il remplira son questionnaire les deux années qui suivront.

Ce certificat servira pour la pratique du sport en général. Par contre, pour les disciplines sportives qui présentent des risques particuliers pour la santé ou qui supposent une grande condition physique (parachutisme, plongée, boxe..), la délivrance du certificat restera annuelle.

3. Les certificats de dispense d'activité sportive à visée scolaire

Il convient d'agir avec beaucoup de prudence lors de la rédaction de **certificats limitant ou interdisant les activités sportives**.

Le strict respect du secret médical occultant la cause de l'incapacité ne doit pas être le prétexte à une exemption trop longue ou trop générale, confinant à la complaisance envers des enfants peu attirés par les activités physiques.

La durée de l'incapacité doit être la plus courte possible et la mention des activités interdites doit être précisée en l'absence d'incapacité totale.

Enfin, il ne faut pas oublier que le médecin scolaire peut être amené à donner son avis à propos d'un certificat qui serait jugé par les enseignants un peu trop laxiste. Dans tous les cas la durée totale de l'exemption ne peut excéder une année.

4. Le certificat justificatif d'une absence scolaire

Réclamé en saison d'épidémies virales plusieurs fois par jour aux médecins généralistes et pédiatres, ce certificat n'a aucune raison d'être puisqu'il ne s'appuie sur aucune base légale.

Les seuls cas qui justifiaient d'un tel certificat sont des autorisations de reprise scolaire en cas de maladie contagieuse ayant donné lieu à déclaration obligatoire (vue plus haut). Malgré le rappel chaque année aux enseignants de cette législation, les demandes aux familles persistent illégalement au motif du règlement d'établissement qui ne peut pourtant supplanter la loi.

Il convient de refuser fermement de l'établir au besoin en faisant faire par l'intermédiaire de l'inspection d'académie un rappel à la loi aux directeurs d'établissements scolaires.

5. Le certificat de virginité

Les médecins généralistes et encore plus fréquemment les gynécologues peuvent se trouver confrontés à une demande de certificat de virginité. Cette requête, peu courante, reste malgré tout d'actualité, et il n'est pas aisé de savoir comment y faire face.

Si la rédaction d'un tel certificat peut paraître anodine, les conséquences juridiques dommageables en découlant peuvent mettre son auteur dans une situation délicate. Cette demande n'ayant pas de contrainte légale, il paraît raisonnable de s'abstenir de la satisfaire, c'est la recommandation ferme du Conseil national.

À noter que le certificat de virginité ne peut être refusé dans le cadre d'un examen médico-légal réalisé dans une unité médico-judiciaire (UMJ) après un viol ou une agression.

6. Certificat d'admission en établissement de soins médicalisés ou en EHPAD

Les certificats d'admission en établissement de soins médicalisés ne posent pas de problème particulier. Leur contenu, récemment défini et harmonisé, bénéficie de l'entièreté du secret partagé entre médecins. Il convient tout de même de s'assurer que le destinataire est bien le médecin responsable de l'EHPAD ou de l'établissement ; le contenu doit être protégé des regards indiscrets, notamment ceux du personnel administratif.

7. Certificats post-mortem

Nous avons abordé plus haut le certificat de décès, mais nombre de certificats sont demandés postérieurement au décès par les ayants droit afin de faire valoir leurs droits.

La mort ne délivre pas le médecin du secret dû au défunt. Beaucoup de certificats post-mortem sont exigés par les assurances qui demandent de bien préciser la cause du décès, éventuellement le début des troubles l'ayant occasionné. Cette demande est illégitime.

Il est admis (décision du CNOM 14 avril 2015) que les seules mentions qui doivent y figurer sont :

- l'origine naturelle ou pas du décès.
- la non-appartenance de la cause du décès à une clause d'exclusion, après avoir pris connaissance des clauses du contrat d'assurance.

Bien entendu, il est impératif de vérifier que les demandeurs ont bien la qualité d'ayants[8] droit du défunt.

---

8. Ce sont les successeurs légaux du défunt, c'est-à-dire ses héritiers. L'article 731 du Code civil précise que « La succession est dévolue par la loi aux parents et au conjoint successible du défunt dans les conditions définies ci-après ». Le terme « conjoint successible » comprend le conjoint survivant non divorcé et le terme «parent » comprend les enfants et descendants du défunt, ses ascendants, ses parents collatéraux. Selon l'article 734 du Code civil « En l'absence de conjoint successible, les parents sont appelés à succéder ainsi qu'il suit :

1° Les enfants et leurs descendants ;
2° Les père et mère ; les frères et sœurs et les descendants de ces derniers ;
3° Les ascendants autres que les père et mère ;
4° Les collatéraux autres que les frères et sœurs et les descendants de ces derniers. Chacune de ces quatre catégories constitue un ordre d'héritiers qui exclut les suivants ».

En outre, sont ayants droit les bénéficiaires d'une disposition testamentaire. Les ayants droit peuvent prouver leur qualité par la production d'une copie du livret de famille (pour le conjoint ou les enfants du défunt), d'un acte de notoriété délivré par un notaire ou d'un certificat d'hérédité établi par le maire. La loi de santé publique de 2016 prévoit l'extension de certains de ces droits aux titulaires d'un pacs authentique, aux concubins...

8. Les certificats dans le but d'obtention d'un avantage social

Quel que soit l'objet du certificat, **sa rédaction ne doit jamais être le prétexte à la divulgation du secret médical.** Il n'est nul besoin de donner un motif médical à l'appui de telle ou telle demande pourvu que celle-ci soit justifiée et, *in fine*, justifiable.

Si toutefois il est indispensable de révéler des informations à caractère secret, notons que le secret appartient au patient qui lui-même par l'intermédiaire de l'écrit qui lui a été remis en main propre, divulgue son secret au tiers destinataire. L'information livrée à n'importe qui n'exposera le praticien à aucune sanction disciplinaire , mais sera-t-il pour autant garanti contre les poursuites pénale, civile ou déontologique de la part de son patient s'estimant victime d'un préjudice suite à la production de cet écrit ?

9. Certificats particuliers délivrés au profit des enfants

La délivrance de certificats dans les circonstances décrites ci-dessous ne repose sur aucune base légale ; mieux vaut s'abstenir de les écrire.

- prise de médicaments
- d'une absence d'allergie (hors pathologie lourde)
- participation à une activité scolaire
- réintégration d'un enfant dans une crèche (hors maladie contagieuse)
- une absence à la cantine scolaire (hors maladie contagieuse)
- les demandes diverses sans raison médicale et sans soutien légal.

Piège

Attention : il est capital de refuser d'écrire les certificats lors des requêtes suivantes : les demandes à caractère communautariste (ou confessionnel) ou à caractère sectaire (refus de vaccins, de certaines prescriptions...).

Rappelons tout de même que pour le traitement suivi d'un enfant pensionnaire ou en colonies de vacances, les parents peuvent fournir une copie de l'ordonnance de leur médecin à qui de droit en charge de l'enfant pour peu que celle-ci soit claire et lisible au mieux par écrit informatisé.

4 - CERTIFICATS À ÉVITER, OU SAVOIR SE MÉFIER DE CERTAINES CIRCONSTANCES

Nous avons pu constater au sein de la chambre disciplinaire d'Ile-de-France que les circonstances qui amènent le plus souvent à des plaintes sont au nombre de trois. Il s'agit des certificats rédigés dans le contexte de la famille et surtout de sa dissolution[9], dans le contexte du travail[10] et des conflits qui peuvent en découler, et enfin les certificats demandés par les assurances.

1. La famille et surtout sa dissolution...

En matière de divorce, le meilleur certificat est celui que l'on n'écrit pas.

Cet aphorisme n'a jamais été aussi vrai, tant l'écriture d'un certificat en la matière est un exercice qui peut se révéler des plus périlleux. Cette catégorie de certificats représente en effet peu ou prou 75 % des certificats mis en cause devant les chambres disciplinaires de première instance.

Face à une situation pour le moins perturbante, la compréhension, voire la compassion, ne peut s'exprimer qu'oralement, les écrits divers demandés voire exigés par les avocats étant la plupart du temps source de litiges ultérieurs notam-

9. Certificats portant une appréciation sur un conjoint ou un parent, délivrés au cours d'une procédure de divorce ou de séparation.
10. Certificats antidatés ou attestant de faits inexacts pour justifier une absence au travail ou une absence scolaire, par négligence ou compassion envers l'intéressé.

ment : coups et blessures, état psychique d'un parent, santé et garde du ou des enfants... tout peut être « matière à » ou plus prosaïquement « tous les coups sont permis ».

En effet, même si vous avez l'impression que la place du médecin au sein de notre société semble moins importante qu'il y a quelques décennies, la parole et les écrits médicaux conservent toute leur valeur en matière judiciaire. Aussi, ne la galvaudons pas par des écrits « inappropriés », ce serait faire encore régresser la crédibilité et la dignité de notre profession.

Pièges éventuels

En tout état de cause, si vous devez écrire, attention aux pièges suivants :

- mise en cause d'une tierce personne de quelque manière que ce soit. Par exemple un « état de santé aggravé par un conflit conjugal » met nécessairement en cause le conjoint.
- émettre un avis non autorisé, concernant notamment la garde des enfants.
- éviter de relier les troubles présentés au litige en cours quand bien même ce serait vrai : il est par essence courant de ne pas être bien psychiquement dans de telles situations...

✔ Résumé

En résumé, n'écrivez rien que vous n'ayez personnellement constaté...

Si vous devez être amené en tant que personne à rédiger une attestation au bénéfice d'une de vos connaissances dans le cadre d'un litige familial, vous êtes dans le cadre du témoignage. Cet écrit revêt la forme d'une attestation délivré au profit d'une personne dans le cadre d'une éventuelle instance judiciaire. Nous ne reviendrons sur les caractéristiques non médicales du support et du contenu que pour insister sur les points suivants :

- Pas d'en-tête médicale : utilisation du formulaire CERFA
- Aucun contenu à caractère médical, même sous-entendu.
- Pas d'application du tampon professionnel.

2. Le travail et ses conflits

Nous voyons de plus en plus au sein de la chambre disciplinaire depuis une dizaine d'années des certificats d'arrêt de travail avec comme motif des mentions telles que « harcèlement au travail, dépression réactionnelle suite à un conflit au travail, stress au travail, etc. ». Il va de soi que relier un état pathologique médicalement diagnostiqué à une cause que vous n'avez pas personnellement constatée, sinon dans les assertions de votre patient, est **une faute déontologique grave** qui peut de plus entraîner un important préjudice.

Certes, la mention du diagnostic est portée sur le seul volet n° 1 à destination du médecin conseil et couvert par le secret médical. C'est oublier qu'en l'absence de certificat dématérialisé ce volet est souvent photocopié par le patient pour servir et faire valoir ses droits en cas de litige prudhommal. En tout état de cause, même lorsque la transmission du certificat d'arrêt de maladie se fait par voie électronique, abstenez-vous de ce genre mention : seule l'enquête ultérieure permettra de définir la réalité des faits, la qualification de harcèlement étant une notion de droit pénal et non du ressort de la pratique médicale.

En matière d'accident du travail ou de maladie professionnelle, vous ne devez inscrire avec précision que ce que vous avez ou pas constaté sur la feuille délivrée au patient par son employeur. L'enquête est de la seule responsabilité des services de l'assurance maladie. En l'absence du certificat fourni par l'employeur et malgré les déclarations du patient vous ne pouvez être assuré que le certificat que vous aurez délivré conservera les caractères d'un certificat d'accident du travail. Ainsi, il paraît préférable en pareille circonstance d'établir un certificat de constat des blessures ou de la pathologie pour le cas d'une maladie professionnelle, quitte à délivrer ultérieurement le certificat adéquat.

3. Les demandes particulières

Comme nous l'avons déjà évoqué à propos des certificats dont les bénéficiaires sont les enfants, il est capital de refuser d'écrire les certificats dans les situations suivantes :

- les demandes à caractère communautariste (ou confessionnel) ;
- ou à caractère sectaire (refus de vaccins, de certaines prescriptions...).

4. Les assurances

Les certificats demandés par les compagnies d'assurance à l'occasion de la demande d'un prêt ou pour faire valoir un droit ne doivent être le prétexte d'aucune atteinte **au secret médical** ; c'est dire que la rédaction des formulaires des assurances ne doit comporter le moindre risque d'effet boomerang, celui-ci étant la résultante du refus par l'assurance de couvrir les conséquences de **faits médicaux révélés par votre écriture**, quand bien même le patient vous aurait délivré par écrit de votre obligation de secret, pouvoir qui n'appartient à personne. Ainsi, nous vous invitons à suivre les recommandations du rapport d'avril 2015 du CNOM[11] concernant les requêtes des assurances.

Depuis l'application de la loi du 4 mars 2002, connue sous le nom de loi Kouchner, et la possibilité pour le patient de se faire remettre les éléments objectifs de son dossier médical, le patient devient maître de son destin et peut ainsi seul faire valoir ses droits. Vous devez expliquer ces faits à vos patients en leur recommandant de communiquer eux-mêmes les pièces médicales demandées et en les mettant en garde contre l'omission volontaire de communication qui les mettrait en contravention avec l'article L 113-2 2° et 3° du code des assurances et ses conséquences stipulées dans les articles L 113-9 et L113-8 du même code pouvant avoir des conséquences importantes tant en matière de couverture assurantielle qu'en matière pécuniaire. Toutefois vous pouvez être sollicité en tant que médecin traitant pour remplir le certificat « 4 feuillets » demandé par les assurances au préalable à l'obtention d'un prêt, systématiquement à partir d'un certain montant ou en cas de déclaration de pathologie par le patient. Il s'agit dans ce cas d'une **expertise médicale** que vous n'êtes pas autorisé à réaliser pour votre patient, nul ne pouvant être selon la loi médecin traitant et médecin expert d'une même personne.

Pour pallier l'impossibilité qu'avaient certaines personnes d'obtenir un emprunt en raison d'un état de santé aggravé, les pouvoirs publics, les fédérations professionnelles de la banque, de l'assurance et de la mutualité et les associations de patients et d'usagers ont signé la convention AERAS (s'Assurer et Emprunter avec un Risque Aggravé de Santé). Celle-ci a pour objet de faciliter l'accès à l'assurance et à l'emprunt des personnes ayant ou ayant eu un problème grave de santé (articles L.1141-2 à L.1141-

11. Le rapport adopté lors de la session du Conseil National de l'Ordre des Médecins d'avril 2015 se trouve en annexe.

3 du code de la santé publique d'une ordonnance du 21 juin 2013[12]).

« La convention AERAS s'applique dès lors que le questionnaire de santé, rempli par la personne qui souhaite bénéficier d'un prêt bancaire, fait apparaître qu'elle présente un risque aggravé de santé et que sa demande d'assurance ne peut pas être acceptée aux conditions standard du contrat d'assurance, en termes de garanties et de tarif. », indique le CNOM en avril 2015 qui poursuit en ces termes *:*

« Lorsque dans le cadre de cette convention, une personne déclare sa maladie dans le questionnaire de santé rempli préalablement à la souscription du contrat d'assurance la situation n'est plus la même. La maladie est connue du médecin de la compagnie d'assurance, elle a librement été déclarée par le patient qui n'est plus exposé à voir sa confiance trahie par son médecin traitant.

Dans ce cas, donc, on peut admettre que le médecin en charge des soins pour cette pathologie du patient réponde à un questionnaire ciblé sur la pathologie déclarée qui permette de renseigner le médecin de la compagnie d'assurance dans la mesure où ce questionnaire s'en tient aux seules données objectives du dossier médical et ne concerne que la pathologie déclarée.

Ce questionnaire sera remis en mains propres au patient qui l'adressera lui-même au médecin conseil nommément désigné de la compagnie d'assurance.

Une telle attitude permet d'accélérer une procédure compliquée par la situation du patient sans qu'il soit en quoi que ce soit trahi puisqu'il a lui-même en toute liberté déclaré précédemment sa maladie ».

12. Les articles L.1141-2 à L.1141-3 du code de la santé publique d'une ordonnance du 21 juin 2013 sont également en annexe.

Il est capital de savoir précisément ce que le patient a déclaré, la tendance à la minimisation semblant être une attitude des plus naturelles.

Nul en effet ne peut prévoir l'issue judiciaire d'un conflit entre assureur et assuré lorsqu'un certificat médical, délivré à la demande du patient sur requête de l'assureur, aboutit à une augmentation présumée du risque assurantiel et non assurantiel par rapport à la déclaration initiale de l'assuré. Le médecin rédacteur peut-il alors être mis en cause ?

Proposition de certificat à fournir dans le cadre d'une demande de prêt valable pour toutes les maladies chroniques faisant l'objet d'un suivi médical en dehors bien entendu du droit à l'oubli (cf. convention AREAS)

Le texte du certificat ci-dessous ne déroge pas au secret médical et met la personne demandeuse en face de ses responsabilités déclaratives envers les assurances. C'est à la personne à fournir elle-même les documents médicaux qui attestent du suivi de sa pathologie. Ces documents sont fournis par le praticien sur simple demande comme l'y oblige la loi du 4 mars 2002.

> « Je soussigné, certifie que M. (ou Mme) X... fait l'objet d'un suivi médical régulier dans le cadre de la pathologie chronique qu'il (ou elle) a déclaré aux assurances.
>
> Certificat établi à la demande de M. (ou Mme) et délivré en main propre pour servir et faire valoir ce que de droit. »

Mais pour faire valoir ses droits, le patient peut exiger de son médecin **tout certificat circonstancié**. Le praticien ne doit pas opposer à son patient une obstination déraisonnable à la divulgation du secret mais il doit lui expliquer les tenants et aboutissants de sa démarche, notamment en cas de fausse déclaration. Il convient alors d'établir un certificat sur papier à en-tête descriptif de l'état du patient et des pathologies déclarées à l'assureur ; nous conseillons l'absence de mention du destinataire final (assurances) et la contre-signature du patient avec une mention telle que **« je certifie être le seul responsable de la destination finale du certificat remis le....... par le Docteur ...., signataire »**.

Ce qu'il faut retenir en pratique suite à une demande assurantielle, c'est de garder à l'esprit que la motivation essentielle de l'assureur qui sollicite un certificat médical est de faire accréditer les dires ou les écrits du patient et le médecin ne doit pas tomber dans ce piège.

- **Le 4 volets « assurance vie ou prêt ».** C'est un certificat d'expert et nul ne peut être médecin expert et médecin traitant d'un même patient. Les compagnies d'assurance peuvent y avoir recours n'importe quand et pas seulement en cas de demande de prêt important, mais cela a un coût...
- Ne pas remplir les questionnaires d'assurance : ce serait, à notre avis, un cas de divulgation du secret professionnel et une possible poursuite disciplinaire de la part du patient qui aurait vu son assurance soit refusée, soit avec des primes notoirement augmentées.
- Le plus simple est de fournir au patient les éléments de son dossier nécessaires à la résolution de la demande de l'assureur, libre au patient de communiquer les pièces qu'il veut. Mais, il convient de lui expliquer les risques en cas de fausse déclaration aux assurances.
- Si le patient exige de plus un écrit médical, établir le certificat proposé ci-dessus qui ne déroge pas au secret médical ou un certificat médical circonstancié avec toutes les précautions énoncées plus haut.

5 - LES ÉCRITS MÉDICAUX ET LA PANDÉMIE DE COVID-19

La pandémie liée au Covid-19 a généré de très nombreuses demandes d'écrits auprès des professionnels de santé, que ce soient des certificats liés à la maladie elle-même ou ceux induits par la mise en place des mesures successives de lutte contre la diffusion de la maladie. Il faut évoquer ceux liés aux tests ou encore en rapport avec la vaccination qui a été instaurée fin décembre 2020. Les écrits médicaux ont donc été très divers et variés au cours de cette période. Ils nécessitent toujours une vigilance dans leur rédaction comme l'ensemble des productions écrites des médecins. La mise en place du portail du SI-DEP pour l'enregistrement des tests ou les arrêts de travail automatiques via le site de l'assurance maladie ont facilité la rédaction de certains d'entre eux. Heureusement, cette pandémie n'a pas généré au sein de la juridiction d'Ile de France, une augmentation significative du nombre de plaintes (moins de 10 %) ; parmi elles, seuls 3 cas ont pour objet la rédaction d'un certificat présumé de complaisance.

1. Les certificats médicaux générés par la pandémie de Covid-19

La pandémie de Covid-19, en fonction de son évolution, a induit la production de certificats aux finalités diverses, pour de nombreux professionnels de santé, notamment les médecins, pharmaciens mais aussi pour les instances sanitaires comme la caisse primaire d'assurance maladie (CPAM).

Ils sont principalement autour de quatre types de demandes :

- Certificat d'arrêt de travail quasi automatiques ;
- Certificat de guérison ou de rétablissement post Covid-19 ;
- Certificat de vaccination Covid-19 ;
- Certificat de contre-indication à la vaccination Covid-19.

Pour les trois premiers, ils sont générés automatiquement par les portails des instances sanitaires. Il existe un formulaire Cerfa pour le certificat de contre-indication qui permet de différencier les situations (voir Annexe en fin de ce chapitre).

Commençons par évoquer, les contre-indications définitives ou temporaires qu'il faudra d'ailleurs spécifier dans le certificat en cochant la case adéquate.

Il s'agit pour les contre-indications définitives :

- Antécédent d'allergie documentée (avis allergologue) à un des composants du vaccin en particulier polyéthylène-glycols et par risque d'allergie croisée aux polysorbates ;
- Réaction anaphylaxique au moins de grade 2 (atteinte au moins de 2 organes) à une première injection d'un vaccin contre le Covid posé après expertise allergologique ;
- Personnes ayant déjà présenté des épisodes de syndrome de fuite capillaire (contre-indication commune au vaccin Vaxzevria de chez AstraZeneca et au vaccin Janssen) ;
- Personnes ayant présenté un syndrome thrombotique et thrombocytopénique (STT) suite à la vaccination par Vaxzevria (AstraZeneca).

Les cas de contre-indications médicales temporaires sont aussi signalés. Il s'agit des patients ayant bénéficié de traitements par anticorps monoclonaux anti-SARS-CoV2 ou ayant présenté des myocardites ou péricardites survenues antérieurement à la vaccination et toujours évolutives.

Le certificat doit ensuite spécifier la recommandation médicale de ne pas initier une première dose chez les patients présentant un syndrome inflammatoire multi systémique pédiatrique PIMS) post Covid-19.

Il sera également inscrit la recommandation de ne pas effectuer la seconde dose de vaccin à la suite de la survenue d'un effet indésirable d'intensité sévère ou grave attribué à la première dose de vaccin signalé au système pharmacovigilance (par exemple : la survenue de myocardite, de syndrome de Guillain-Barré...).

2. Les écrits faux ou mensongers

Hormis les certificats que nous venons d'évoquer, la pandémie de Covid-19 a été l'occasion de découvrir bon nombre de certificats mensongers ou encore de faux-certificats émanant ou non de praticiens.

Ces pratiques condamnables ont pu être constatées au fur et à mesure de l'évolution de l'épidémie.

Tout d'abord au cours des confinements, des certificats mensongers ont été rédigés afin de conserver le droit à une certaine liberté de circuler au-delà du périmètre autorisé.

Puis, au cours de la campagne de la vaccination, des certificats mensongers ont été produits sur les préférences d'un vaccin plutôt qu'un autre, jusqu'à l'établissement de faux-certificat de vaccination établi sous couvert du nom de praticiens ou suite au piratage de base de fichiers de praticiens. Ces agissements graves sont aussi répertoriés à propos des tests de dépistage à type de faux certificats de négativité.

3. Faux certificats : risques pour le patient

La campagne de vaccination contre la Covid-19 a permis de constater que bien nombre de personnes ne se rendaient pas compte du risque pénal de l'utilisation de faux certificats. Le ministère de l'intérieur a déclaré en décembre 2021 avoir mis à jour un total de 182 000 faux passes sanitaires obtenus pour une grande partie à l'aide de faux certificats. Il est du devoir du médecin de rappeler les risques encourus par l'utilisation de faux certificats. Hormis ce contexte particulier lié à l'épidémie de Covid-19, il faut rappeler que les motifs de l'utilisation de faux certificats sont multiples : justification d'une absence auprès d'un employeur principalement, obtention d'une dispense (scolaire, sportive) ou pour s'inscrire dans une association… liste non exhaustive tant notre société est avide de tout écrit médical.

La tentation pour certaines personnes est grande de produire un faux certificat en imitant l'en-tête, la signature et le cachet du médecin. Cette pratique est illégale et peut entraîner des conséquences pénales au titre de production et usage de faux ; en effet l'article 441-1 du code pénal sanctionne cette infraction d'une peine pouvant aller jusqu'à 3 ans de prison et 45 000 euros d'amende.

Pour le cas de la production d'un certificat médical justifiant une absence pour l'employeur, si ce dernier s'aperçoit ou émet un doute sur la véracité de l'écrit, il peut prendre une sanction disciplinaire à l'encontre de son salarié, sanction qui peut aller jusqu'au licenciement pour faute. L'employeur devra alors démontrer que le document présenté est bien un faux et que l'absence était donc injustifiée, ce qui sera difficilement contestable par le salarié devant les prud'hommes. Il y a donc un risque de double peine.

cerfa
N° 52361#01

Certificat médical de contre-indication à la vaccination COVID-19

(Article 1 de la loi n° 2021-689 du 31 mai 2021 et article 13 de la loi n° 2021-1040 du 05 août 2021 relatives à la gestion de la crise sanitaire, article 2-4 du décret n° 2021-699 du 1er juin 2021 modifié et son annexe 2)

Notice

▶ A destination du praticien

Ce certificat est délivré au patient qui présente un des cas de contre-indication à la vaccination COVID-19 prévue à l'annexe 2 du décret n° 2021-699 du 1er juin 2021 modifié.

Il peut être délivré par tout médecin, généraliste ou spécialiste, inscrit à l'Ordre.

Vous cochez sur le volet 1 du formulaire la situation de contre-indication à la vaccination COVID-19 qui concerne votre patient.

Vous complétez obligatoirement l'ensemble des rubriques des deux volets du certificat, y compris les données d'identification de votre patient.

Le premier volet est destiné au service médical de la caisse de rattachement de votre patient. Il comporte le motif de la contre-indication vaccinale.

Le second volet est destiné au patient. Il ne comporte pas le motif de la contre-indication vaccinale.

Les deux volets sont à remettre à votre patient.

▶ A destination du patient

Votre médecin vous remet les deux exemplaires de ce certificat après avoir constaté l'existence d'une contre-indication à la vaccination COVID-19.

Ce certificat vous permet de répondre à votre obligation de vaccination prévue par la loi du 5 août 2021 auprès de votre employeur et/ou d'engager les démarches en vue de la délivrance du passe sanitaire.

Une fois délivré, le passe sanitaire sera valable pour la durée de votre contre-indication médicale.

Vous adressez le premier volet au service médical de votre organisme d'assurance maladie dans une enveloppe libre à l'attention de *"Monsieur le Médecin-Conseil"*.

Ce certificat de contre-indication vaccinale peut être contrôlé par le médecin-conseil de votre organisme d'assurance maladie. Ce contrôle prend en compte vos antécédents médicaux, l'évolution de votre situation médicale et du motif de contre-indication, au regard des recommandations formulées par les autorités sanitaires.

Vous conservez le second volet de votre certificat.

Votre organisme d'assurance maladie vous adresse dans les meilleurs délais le certificat COVID avec le QR code.

cerfa

N° 16183*01

Certificat médical de contre-indication à la vaccination COVID-19

Volet 1
A adresser au service médical

(Article 1 de la loi n° 2021-689 du 31 mai 2021 et article 13 de la loi n° 2021-1040 du 05 août 2021 relatives à la gestion de la crise sanitaire, article 2-4 du décret n° 2021-699 du 1er juin 2021 modifié et son annexe 2)

▶ Identification du patient

N° d'immatriculation ou d'AME : |_|_|_|_|_|_|_|_|_|_|_|_|_| |_|_|

Nom :
(nom de famille (de naissance) suivi du nom d'usage s'il y a lieu)

Prénom :

Date de naissance : |_|_|_|

Adresse :

Code postal : |_|_|_|_|_| **Commune :**

Patient soumis à l'obligation de vaccination contre la Covid-19 : oui ☐ non ☐

▶ Identification du médecin

Nom et prénom du médecin :

Identifiant *(n° RPPS)* **:** |_|_|_|_|_|_|_|_|_|_|_|

N° de la structure *(AM, FINESS ou SIRET)* **:** |_|_|_|_|_|_|_|_|_|_|_|_|_|_|

N° de téléphone : |_|_|_|_|_|_|_|_|_|_|

▶ Motif de contre-identification : *(Cocher obligatoirement une des cases correspondant à la situation médicale de votre patient et joindre les justificatifs nécessaires)*

1. **Les contre-indications inscrites dans le résumé des caractéristiques du produit (RCP) :**
   - Antécédent d'allergie documentée (avis allergologue) à un des composants du vaccin en particulier polyéthylène-glycols et par risque d'allergie croisée aux polysorbates ; ☐
   - Réaction anaphylaxique au moins de grade 2 (atteinte au moins de 2 organes) à une première injection d'un vaccin contre le COVID posé après expertise allergologique ; ☐
   - Personnes ayant déjà présenté des épisodes de syndrome de fuite capillaire (contre-indication commune au vaccin Vaxzevria et au vaccin Janssen) ; ☐
   - Personnes ayant présenté un syndrome thrombotique et thrombocytopénique (STT) suite à la vaccination par Vaxzevria. ☐
2. **Une recommandation médicale de ne pas initier une vaccination (première dose) :**
   - Syndrome inflammatoire multi systémique pédiatrique(PIMS) post COVID-19. ☐
3. **Une recommandation établie après concertation médicale pluridisciplinaire de ne pas effectuer la seconde dose de vaccin suite à la survenue d'un effet indésirable d'intensité sévère ou grave attribué à la première dose de vaccin signalé au système pharmacovigilance (par exemple : la survenue de myocardite, de syndrome de Guillain-Barré...).** ☐
4. **Cas de contre-indication médicale temporaire faisant obstacle à la vaccination contre la COVID-19 :**
   - Traitement par anticorps monoclonaux anti-SARS-CoV2 ; ☐
   - Myocardites ou péricardites survenues antérieurement à la vaccination et toujours évolutives. ☐

   Date de fin de contre-indication : |_|_|_|

Cachet du médecin

Date et signature du médecin
"J'atteste sur l'honneur l'exactitude des éléments médicaux sus-cités"
Le |_|_|_|

La mise à disposition par l'Assurance Maladie de votre passe vaccinal attestant d'une contre-indication à la vaccination contre le Covid-19 nécessite le traitement de vos données. Conformément aux dispositions relatives à la protection des données personnelles, vous disposez d'un droit d'accès et de limitation aux données qui vous concernent. Ces droits s'exercent auprès du Directeur de votre caisse d'assurance maladie de rattachement en contactant le ou la délégué(e) à la protection des données. Pour en savoir plus sur le traitement des données, rendez-vous sur le site d'information www.ameli.fr
L'établissement et l'usage d'un faux certificat de statut vaccinal ou d'un faux certificat médical de contre indication à la vaccination contre le Covid-19 sont punis conformément au chapitre 1er du titre IV du livre IV du code pénal.
Lorsqu'une procédure est engagée à l'encontre d'un professionnel de santé concernant l'établissement d'un faux certificat médical de contre-indication à la vaccination Covid-19, le procureur de la République en informe, le cas échéant, le conseil national de l'ordre duquel le professionnel relève.

S3188

cerfa

N° 16183*01

Certificat médical de contre-indication à la vaccination COVID-19

Volet 2
A conserver par le patient

(Article 1 de la loi n° 2021-689 du 31 mai 2021 et article 13 de la loi n° 2021-1040 du 05 août 2021 relatives à la gestion de la crise sanitaire, article 2-4 du décret n° 2021-699 du 1er juin 2021 modifié et son annexe 2)

Identification du patient

N° d'immatriculation ou d'AME :

Nom :
(nom de famille (de naissance) suivi du nom d'usage s'il y a lieu)

Prénom :

Date de naissance :

Adresse :

Code postal : **Commune :**

Identification du médecin

Nom et prénom du médecin :

Identifiant *(n° RPPS)* **:**

N° de la structure *(AM, FINESS ou SIRET)* **:**

N° de téléphone :

Cachet du médecin	**Date et signature du médecin** *"J'atteste sur l'honneur l'exactitude des éléments médicaux sus-cités"* Le

La mise à disposition par l'Assurance Maladie de votre passe vaccinal attestant d'une contre-indication à la vaccination contre le Covid-19 nécessite le traitement de vos données. Conformément aux dispositions relatives à la protection des données personnelles, vous disposez d'un droit d'accès et de limitation aux données qui vous concernent. Ces droits s'exercent auprès du Directeur de votre caisse d'assurance maladie de rattachement en contactant le ou la délégué(e) à la protection des données. Pour en savoir plus sur le traitement des données, rendez-vous sur le site d'information www.ameli.fr.

L'établissement et l'usage d'un faux certificat de statut vaccinal ou d'un faux certificat médical de contre indication à la vaccination contre le Covid-19 sont punis conformément au chapitre 1er du titre IV du livre IV du code pénal.

Lorsqu'une procedure est engagée à l'encontre d'un professionnel de santé concernant l'établissement d'un faux certificat médical de contre-indication à la vaccination Covid-19, le procureur de la République en informe, le cas échéant, le conseil national de l'ordre duquel le professionnel relève.

S3188

Partie III-1

« Travaux pratiques » : ce qu'il ne faut pas faire

Responsabilité du médecin rédacteur

RESPONSABILITÉ DU MÉDECIN RÉDACTEUR

La rédaction d'un certificat et de tous autres écrits par le médecin ne doit jamais être considérée comme banale, car elle engage sa responsabilité sur tous les plans : moral, vis-à-vis de la sécurité sociale ou de certains régimes spéciaux et vis-à-vis de la justice.

Une même erreur peut engager votre responsabilité devant plusieurs juridictions différentes.

1. Responsabilité civile

La responsabilité civile se fonde essentiellement sur les articles 1382 et 1383[1] du code civil. Le médecin responsable d'un dommage envers autrui se doit d'apporter réparation. La responsabilité liée à la rédaction d'un certificat est basée sur la relation contractuelle qui lie le médecin à son patient.

Il est utile de préciser que pour que la responsabilité civile du médecin soit engagée et donner lieu à un éventuel dédommagement (dommages et intérêts), il faut qu'un lien soit reconnu entre la cause et le préjudice.

2. Responsabilité pénale

La base des infractions pénales concernant les certificats est axée (avant tout) sur la révélation du secret professionnel[2] et sur le caractère tendancieux ou mensonger de l'écrit[3]. Le médecin doit être prudent et ne révéler que ce qu'il est en droit de faire. Notons que le signalement, en bonne et due forme, aux autorités judiciaires ou administratives de sévices à des enfants ainsi que l'information auprès du préfet de police du caractère dangereux de patients et possédant une arme à feu sont des dérogations au secret médical.

3. Responsabilité vis-à-vis des organismes sociaux

Les organismes sociaux imposent de remplir divers formulaires pour faire bénéficier les patients de certains avantages. Il convient au médecin d'être vigilant surtout quand il écrit un diagnostic dans un formulaire, d'avoir l'assurance que celui-ci ne sera pas lu par un personnel non médical. Il doit donc prendre les précautions nécessaires pour que la partie du formulaire où sont dévoilées les informations médicales ne soit exclusivement adressée qu'au médecin-conseil de la Caisse ou au médecin inspecteur de santé publique dans certains cas.

4. Responsabilité disciplinaire

En matière de certificat, la base de la responsabilité déontologique est centrée avant tout sur l'article 28 du code de déontologie qui stipule que la délivrance d'un rapport tendancieux ou d'un certificat de complaisance est interdite. L'article 51, ayant trait à l'immixtion dans les affaires de famille, est souvent mis en cause en particulier au cours d'écrits présentés lors de procédures à caractère familial.

En cas d'infractions, les médecins se retrouveront jugés dans les chambres disciplinaires de 1ère instance qui sont placées auprès des conseils régionaux. Ces chambres constituent le premier dégré d'une juridiction ordinale qui comprend, pour assurer la fonction de juge d'appel, une chambre disciplinaire nationale placée auprès de l'Ordre national des médecins et à son sommet, le Conseil d'État, juge de cassation des décisions rendues en appel. Tout commence par une plainte déposée devant le conseil départemental qui en accuse réception et qui en informe le médecin en cause. Une conciliation est organisée au sein du conseil départemental. En cas d'échec de la conciliation, la plainte est transmise à la chambre disciplinaire de 1ère instance. Elle est présidée par un magistrat de la juridiction administrative. Les audiences sont publiques, hors exception d'huis-clos décidé par le magistrat président. Le plaignant, autrefois réduit au rôle de témoin est actuellement « partie » dans la procédure avec les droits qui y sont attachés. Chaque partie peut donc se faire assister ou représenter par un avocat, jouit du droit à la consultation du dossier et garde la possibilité d'interjeter appel de la décision auprès de la Chambre Disciplinaire d'Appel du Conseil National. Il faut préciser que la procédure est écrite et contradictoire et la chambre compétente pour statuer sur une plainte, est celle dans le ressort territorial de laquelle le praticien poursuivi est inscrit au Tableau de l'Ordre. Les décisions interviennent dans les six mois suivant la saisine de la chambre, elles sont notifiées aux parties et portées à la connaissance des autres conseils départementaux intéressés, du Conseil national de l'Ordre et des autorités publiques. Les parties disposent d'un délai d'un mois pour faire appel à partir de la date de la notification. Les sanctions que la chambre disciplinaire de première instance est amenée à prononcer à titre principal sont l'avertissement, le blâme, l'interdiction temporaire avec ou sans sursis ou l'interdiction permanente d'exercer une, plusieurs ou la totalité des fonctions de médecin sans excéder trois années, enfin la radiation du Tableau de l'Ordre. Nous verrons à travers les nombreux exemples présentés dans cette troisième partie quelles sont les sanctions prononcées suite à la rédaction de certificats ayant entrainé une procédure disciplinaire.

Références réglementaires

- **Responsabilité civile :**

Contractuelle/patient (art. 1147 du Code civil)
Délictuelle/tiers (art. 1382 du Code civil)

- **Responsabilité pénale et disciplinaire**

Faux et certificats de complaisance

→ Art. 441-1, 441-7 et 441-8 du Code pénal

→ Art. 28 du Code de déontologie

Violation du secret médical

→ Art. 226-13 et 226-14 du Code pénal

→ Art 4 du Code de déontologie

Omission ou refus d'un certificat médical requis par la loi

→ Art. L3214-3 du Code de la santé publique (HO)

Immixtion dans les affaires de famille et la vie privée

→ Art. 24, 51 et 76 du Code de déontologie

Partie III-2

« Travaux pratiques » : ce qu'il ne faut pas faire

40 certificats commentés ayant abouti à une procédure disciplinaire

1 - LA FAMILLE ET SES PROBLÈMES, SA DISSOLUTION

Exemple 1 :

Certificat dans un contexte de procédure de divorce

Je soussignée, Dr X., psychiatre, certifie par la présente avoir reçu à mon cabinet les.................... 2012 et................. 2012 Mme S., née le....................., et demeurant à...................................., assistante maternelle mère de deux enfants âgés de 8 et 13 ans.

Elle n'a aucun antécédent médical ou psychiatrique particulier. Elle précise avoir entamé une procédure de séparation depuis .... 2011.

Elle décrit « un sentiment intense de détresse psychologique et est obligée de faire des efforts pour éviter de penser à tout ce qu'elle dit vivre à son domicile lorsque son compagnon est là ».

Elle déclare : « qu'il l'insulte devant ses enfants en permanence », « qu'il la suit dans la maison » et « qu'il fouille dans ses affaires ».

Elle présente par ailleurs des difficultés de concentration à son travail, alternés de moments d'hyper vigilance.

Cet état nécessite un traitement médicamenteux et des entretiens réguliers à visée psychothérapeutique de soutien dans le cadre du projet de séparation du couple.

Certificat fait à la demande de l'intéressée qui doit le remettre à son avocate, remis en mains propres. L'intéressée est avertie de la divulgation de son état de santé.

Fait pour valoir ce que de droit.

Fait à.............., le 2012

Signature :

Commentaires

La complaisance et l'immixtion sont évidentes tant le médecin a l'air au courant de la situation exacte du couple. Le fait d'inclure des guillemets pour retranscrire les déclarations de la patiente n'est pas un élément qui puisse atténuer la faute dans la mesure où le médecin n'a pas à retranscrire les simples dires de sa patiente, qu'il s'agisse de faits survenus au domicile ou au travail et qu'il n'a pu personnellement constater.

Le certificat, à destination de l'avocate, et la mention « l'intéressée est avertie de la divulgation de son état de santé » prouvent une méconnaissance totale des règles de respect du secret médical.

Décision de la chambre disciplinaire : Blâme (sanction relativement clémente)

Exemple 2 :

Certificat dans un contexte de procédure de divorce

« Madame X. est venue me consulter afin de clarifier une situation de couple qualifiée par elle d'insatisfaisante, stressante et anxiogène.

Elle m'a fait part, tout au long de mes séances hebdomadaires, d'une tension insupportable avec son mari, de tentatives répétées de la part de son conjoint d'abuser de son autorité concernant les affaires financières du couple, de tentatives abusives de prendre le contrôle de la vie quotidienne notamment de leur fille, de la tenue répétée de propos disqualifiants à son égard.

Madame X. m'a fait part à de nombreuses reprises d'une sensation d'être harcelée par son mari.

Elle m'a également précisé se sentir en danger actuellement du fait du caractère impulsif de son mari, celui-ci détenant de nombreuses armes au domicile conjugal et ayant fait l'objet d'une enquête I.G.S. pour violences sur prévenu.

J'atteste par la présente avoir constaté Madame X. en état de grande souffrance psychique.

Depuis qu'elle a quitté le domicile conjugal pour se réfugier, sur mes conseils, chez ses parents, son état s'est amélioré mais il subsiste un état d'alerte permanent compatible avec le fait d'avoir vécu des évènements traumatiques sur une période de plusieurs mois (état de stress post-traumatique).

Certificat fait à la demande de l'intéressée, remis en mains propres, pour faire valoir ce que de droit.

Fait à .... le.............................. 2009 »

Commentaires

Le praticien a affirmé en audience ne pas avoir eu connaissance de la profession du mari qui est officier de police... et pourtant elle parle d'I.G.S.[4] dans le corps du certificat. Aucun contenu proprement médical, conseil écrit de refuge chez les parents : la complaisance et l'immixtion sont flagrantes.

Décision de la chambre disciplinaire :
Avertissement, sanction assez clémente, le défenseur ayant déjà fait la leçon au praticien.

4. IGS ou Inspection générale des Services correspond à la fusion de l'inspection générale de la Police nationale (IGPN) et du service d'inspection de la police nationale française. Il s'agit de ce qu'on appelle couramment la police des polices.

Exemple 3 :

Attestation produite par un médecin au profit de son frère dans le cadre d'un litige de garde d'enfants suite à une séparation conflictuelle

« Je soussigné, Dr X., né le .... à ....demeurant à ...., médecin, déclare être le frère de Monsieur M.

Certifie l'exactitude des faits ci-après pour en avoir été le témoin direct :

- J'étais au courant de la séparation conflictuelle entre mon frère M. et P.
- Je suivais les évènements sans intervenir pour M. mon frère d'autant plus que je suis le parrain religieux de son fils V.
- Je savais qu'il avait rejoint le domicile familial parental à Paris en attendant un appartement en location
- Je savais enfin que P. refusait de confier V. même temporairement à mon frère M.

J'ai été sollicité le .... 2013 par P. par SMS pour pratiquer un vaccin sur la personne de V.

J'ai fait part de ces échanges à mon frère dès le .... 2013 compte tenu de mon étonnement sur ces échanges et m'interrogeais sur la santé et le bien-être de V.... J'ai compris que la situation était très tendue, M. m'apprenant que la maison de Versailles devait être libérée le 14 octobre, qu'il n'y avait plus d'eau chaude, qu'il y régnait un grand désordre et une hygiène précaire, qu'il y effectuait des rangements et des courses pour être certain de l'alimentation de V., P. n'effectuant plus ces tâches et n'ayant pris aucune disposition pour se reloger

J'ai appris par mon frère que P. et V. avaient été hébergés au Novotel de Versailles

Très inquiet pour l'équilibre de V., j'ai appelé la marraine religieuse de V., G., amie de P., à qui j'ai fait part de mes inquiétudes.

J'ai eu confirmation du refus de P. à laisser V. à son père et de toute proposition d'aide psychologique.

Chaque jour j'ai eu un contact avec M. qui m'a confirmé ses demandes quotidiennes pour accueillir V. ; il m'a sollicité, très inquiet, pour l'aider.

Dans ce contexte nous sommes allés le.................... 2013 vers ...h... vérifier la présence de P. et de V. au Novotel de Versailles.

C'est dans ce contexte que j'ai pris la décision d'ouvrir un dossier de « pré-signalement » auprès des services de protection de l'enfance en téléphonant au SNATED en tant qu'oncle et médecin

Je leur ai fait part de mes inquiétudes concernant la santé, la stabilité, l'hébergement, l'hygiène, la scolarité et l'alimentation de V.

Il a été prévu, sauf extrême urgence, de ne pas lancer de signalement d'information préoccupante afin de ne pas perturber, plus encore, V. et de favoriser une information rapide au magistrat des enfants et des affaires familiales.

Je délivre la présente attestation à M. et suis informé qu'elle sera produite en justice dans l'affaire l'opposant à P.

J'ai connaissance que toute déclaration mensongère m'engagerait à des sanctions pénales.

Fait à .... le ....2013.

Signature + photocopie carte d'identité

Commentaires

Cet écrit revêt la forme d'une attestation (document CERFA, pièce d'identité, pas de papier à en-tête, pas de tampon professionnel).

Mais certaines mentions ont fait requalifier cette attestation en certificat médical :

- en première ligne, je soussigné, Dr...
- « en tant qu'oncle et médecin », notion de dossier de pré-signalement.

Il aurait pu sans aucun risque faire un signalement à la CRIP...

Décision de la chambre disciplinaire : Avertissement.

Exemple 4 :

Certificat évoquant l'état de santé d'enfants dans un contexte de procédure de divorce

« Je soussigné, certifie avoir écouté et examiné ce jour...................., né le .... 2002. Il m'a dit dormir avec difficulté depuis deux ans, entendant des cris lorsque ses parents étaient seuls ensemble, le père menaçant la maman.

.... a pu observer le papa cognant une porte et frappant la tête contre un placard.

Certificat établi le .... 2010 et remis en mains propres à............................ en présence de son grand-père maternel (absent de l'entretien) pour permettre et faire valoir ce que de droit.

Le .... 2010 »

Commentaires

Le médecin rédacteur est un médecin généraliste âgé de 69 ans. La plainte émane d'un des parents auprès du conseil départemental qui ne s'y est pas associé et a même considéré qu'elle était possiblement abusive.

Le fait que le conseil départemental ne se soit pas associé à la plainte n'a pas rendu service à ce praticien qui, mal conseillé, a continué à soutenir « que si c'était à refaire il n'hésiterait pas » d'où la lourdeur de la sanction.

L'écrit a été remis à l'enfant qui n'est âgé que de 8 ans...

Par ailleurs, il n'y a pas matière à signalement dans la mesure où l'enfant n'est pas en danger...

Décision de la chambre disciplinaire :
1 mois de suspension dont 3 semaines de sursis.

Exemple 5 :

Certificat rédigé dans un contexte de divorce

« Je soussigné, Dr S., certifie que Mme R.N. consultée ce jour accompagnée de ses enfants A. et E. Elle décrit des colères récurrentes et itératives de M.B. envers ses fils au point qu'ils craignent la présence de leur père. A. parvient d'ailleurs à exprimer un récent épisode de colère paternelle à son encontre et son cadet E. l'observant, commente et affirme au fur et à mesure verbalement et, actuellement, de la tête, le récit de son frère.

Il ressort de ces descriptions qu'il paraît souhaitable que le temps de garde paternelle des enfants soit de courte durée de l'ordre d'une journée maximum.

Certificat rédigé à la demande de Mme R., remis en mains propres pour faire valoir ce que de droit ».

Commentaires

Le certificat ne relate aucun fait médical. S'agit-il réellement d'un certificat ? Le document n'a pas non plus la forme d'une attestation. Le médecin n'est témoin que du récit de l'enfant et pourtant le document englobe l'ensemble des descriptions comme si le praticien avait assisté à tous les évènements. Le certificat présenté est un modèle de ce qu'il ne faut pas faire. Il pose le problème du recueil de la parole des enfants. Il s'agit là d'une complaisance évidente du praticien et d'une immixtion dans les affaires familiales avec mise en cause d'une tierce personne.

Le médecin va jusqu'à se prendre pour le juge aux affaires familiales en proposant que le temps de garde paternel soit de courte durée.

Décision de la chambre disciplinaire :
15 jours de suspension dont 8 jours fermes.

Exemple 6 :

Certificat rédigé dans un contexte de divorce

« Je soussigné, certifie que Mme P. est victime de harcèlement moral de la part de son mari depuis la naissance de son troisième enfant en décembre 2010.

Cette femme subit un préjudice moral important alors qu'elle allaite encore.

Certificat fait à la demande de l'intéressée pour faire valoir ce que de droit.

Signature »

Commentaires

Le médecin ne doit certifier que ce qu'il a lui même constaté. Il s'agit là de nouveau d'un certificat de complaisance avec immixtion dans les affaires de famille.

Décision de la chambre disciplinaire : Blâme.

Exemple 7 :

Certificat d'un médecin psychiatre établi en juillet 2014

« Je soussigné, Dr G. certifie suivre en consultation M. depuis octobre 2011 pour un état anxieux lié à la perspective de la perte de son emploi. En aucun cas, je n'ai constaté de pathologie psychiatrique avéré ou trouble de la personnalité. M. M. a peut-être un caractère entier mais en aucun cas n'est susceptible d'être violent. »

Contexte

Divorce dans un contexte de « faits de violence », pour lesquels le bénéficiaire du certificat a été relaxé au motif, aux dires de l'épouse, de la production dudit écrit.

Commentaires

Certificat de complaisance affirmant de manière péremptoire le caractère non violent du bénéficiaire, ce que le praticien ne peut constater lui-même ; par ailleurs le contenu médical est pauvre...

Décision de la Chambre disciplinaire : Avertissement.

Exemple 8 :

Certificats rédigés dans un contexte de séparation

« Je soussigné, Dr B., médecin traitant de Mme S., certifie que cette patiente a présenté des troubles dépressifs majeurs avec retentissement sur l'ensemble de sa santé. Cet état s'est aggravé en 2010 et a entraîné une hospitalisation en URG le .... 2010 avec comme diagnostic de sortie : HTA (hypertension artérielle à 20/10) migraine avec aura. Traitée par antihypertenseur et antimigraineux. Cet état de fait est très probablement lié à une conjugopathie. Son état s'est manifestement amélioré depuis sa séparation avec son mari. Elle a repris une vie active et beaucoup moins stressée.

Date et signature. »

Contexte

Le Conseil départemental s'est associé à la plainte.

Commentaires

Le praticien a établi une relation cause à effet entre les troubles médicaux présentés par la bénéficiaire de l'écrit et sa vie maritale. On voit ici poindre le terme de conjugopathie… qui deviendra à la mode dans ce genre de rédaction, mais que nous vous empressons d'omettre d'écrire : la « conjugopathie » n'est pas un argument médical.

Décision de la Chambre disciplinaire : Blâme.

Exemple 9 :

Certificats rédigés dans un contexte de séparation

Le plaignant porte plainte contre deux médecins généralistes exerçant dans deux sites distincts dans un contexte de séparation.

Certificat du Dr C. :

« Je soussignée, Dr C., certifie que l'état de santé de Mme CID. R. montre une souffrance pathologique importante depuis août 2010 avec des angoisses répétées liées à une situation familiale très difficile entraînant des symptômes physique récurrents, nécessitant un traitement médicamenteux et une prise en charge psychologique.

Certificat délivré sur la demande de Mme CR.. et remis en main propre le .... pour servir et faire valoir ce que de droit »

Certificat du Dr L. :

« Je soussigné, J. L., Docteur en médecine, remplaçant le Docteur I. C. , exerçant à C. , certifie avoir examiné le 1 septembre 20.. vers 18 heures , Mme R. Cl. , née le .... résidant à ....

Qui m'a déclaré avoir été victimes d'agressions verbales téléphoniques répétées dont la dernière a eu lieu le 31 août 20... vers..........

A l'examen, on constate...

Etat d'anxiété aigu, tremblements, pleurs et sanglots. Elle déclare ne pas avoir dormi de la nuit du 31 août au 1 septembre. Elle déclare craindre en permanence une agression. Elle se plaint de douleurs abdominales, contractures musculaires et céphalées qui relèvent de son manque de sommeil et de l'état anxieux réactionnel.

Son état entraîne une incapacité totale de travail personnel de 8 jours, sauf complications et sous réserve d'une incapacité permanente partielle ultérieure qui seront à déterminer par expert commis à cet effet.

Certificat délivré sur la demande de Mme R. Cl. et remis en main propre le 1/09/20.. , pour servir et faire valoir ce que de droit.

Commentaires

Le contexte est le même dans les deux certificats : même plaignant et même but à savoir la discréditation de la demandeuse des écrits. L'un est très descriptif, ne met personne en cause et sépare bien ce qui relève de son constat médical des dires de sa patiente auxquels il fait référence avec prudence. L'autre, moins descriptif se contente de considérations générales et met en cause la situation familiale donc implicitement le plaignant.

Ce qui démontre que deux écrits examinés par la chambre disciplinaire, dans le cadre d'une même « affaire » peuvent selon leur contenu donner lieu à des décisions différentes.

Décision de la Chambre disciplinaire :
Avertissement pour le certificat du Dr C.
Rejet pour le certificat du Dr L.

Exemple 10 :

Certificat dans une procédure de divorce

> « Je soussigné Dr C., certifie suivre M. M. C. , né le 15/04/1978, depuis décembre 2010, nos consultations sont régulières, le patient étant stable (souligné dans le texte) durant tout le suivi. Certificat établi à la demande de l'intéressé, donné en main propre, pour faire valoir ce que de droit. »

Commentaires

Mme P. reproche au Dr C. psychiatre traitant d'avoir établi un certificat médical erroné en 2014 au profit de son époux dans le cadre d'une procédure de divorce et d'une demande de résidence alternée. Interrogé par la chambre disciplinaire, le rédacteur du certificat explique que le qualificatif de « stable » ne signifie pas absence de crise mais une adhésion au traitement. La plaignante a fait remarquer que le certificat rédigé n'est pas à destination d'un confrère, mais d'un juge. Elle explique que son ex-époux a été hospitalisé en service de psychiatrie durant quinze jours en octobre 2012, suivi d'un arrêt de travail de deux mois. La chambre disciplinaire a estimé que l'emploi du terme « stable » a pu fausser l'appréciation du juge aux affaires familiales, destinataire de l'écrit qui devait appeler à statuer sur la demande de résidence alternée de la fille du couple.

Décision de la Chambre disciplinaire : Avertissement.

Exemple 11 :

Certificat dans un contexte de procédure divorce

Le 4 mars 2015, le Dr L. a établi et remis à Mr D. son patient, époux de la plaignante, un certificat évoquant la santé mentale de Mme D, sans l'examiner et qui n'est pas une de ses patientes. Le Dr L. s'est exclusivement fondé pour rédiger son certificat sur les propos lus dans une lettre adressée à son mari que lui a présenté Mr D., son patient. Le certificat mentionne que certains « propos évoquent ou peuvent évoquer une tendance à la persécution car la teneur de ces phrases semble délirante ? » et suggère qu'un expert psychiatre puisse évaluer « l'éventualité de cette souffrance psychologique pathologique ». Le certificat a été remis à Mr D. pour être transmis au magistrat de la Cour d'appel de Paris chargé afin d'instruire le dossier de divorce des époux D.

Commentaires

Le Dr L. a gravement manqué aux règles déontologiques. Il s'immisce directement dans les affaires familiales de son patient alors même qu'il est au courant qu'une procédure de divorce va être initiée. Le praticien va jusqu'à poser un diagnostic hypothétique sur le seul fondement d'un courrier que lui présente son patient et sans avoir procédé à aucune constatation personnelle. Le certificat médical est susceptible d'entrainer des conséquences dommageables importantes à l'encontre de la personne qu'il met en cause, raison pour laquelle la sanction disciplinaire appliquée est sévère.

Décision de la chambre disciplinaire : 3 mois de suspension dont 1 ferme.

Exemple 12

Certificat dans un contexte de procédure de divorce

« Je soussigné, Dr H. docteur en médecine, pédopsychiatre certifie avoir reçu ce jour le jeune A suivi au CMPP. Celui-ci refuse obstinément et de façon sthénique de se rendre chez son père le week-end et pour les grandes vacances. Cette situation bloque tout l'équilibre familial et il me semble qu'il est urgent de statuer même de façon provisoire et conservatoire sur cet état de fait. »

Commentaires

Le certificat a été rédigé sur un courrier avec entête d'un centre médico-psycho-pédagogique (CMPP). Le Dr H. ne s'est pas contenté de décrire les éléments médicaux dont il a pris connaissance au cours de ses consultations avec son jeune patient. Il fait état du refus de ce dernier de se rendre chez son père le week-end et pour les grandes vacances. Le Dr H. va jusqu'à notifier l'impact de ce refus sur l'équilibre familial et conclut à l'urgence de statuer sur le plan juridique, même de façon provisoire et conservatoire. Le Dr H. ne pouvait ignorer le contexte d'une procédure de divorce en cours et la possibilité que le certificat soit produit en justice pour tenter d'influer sur la décision de la juridiction civile concernant le droit de garde de l'enfant dans la procédure de divorce.

Décision de la chambre disciplinaire : Avertissement

Exemple 13

Certificat dans un contexte de procédure de divorce

Le Dr T. a établi et remis le 10 janvier 2016 à Mme M. mère du jeune Rémi né le 21 décembre 2015, un certificat à sa demande destiné à être transmis au juge des affaires familiales. Le certificat est rédigé en ces termes :

> « Je soussignée Dr T. docteur en médecine spécialisée en pédiatrie, certifie connaître et suivre le bébé Rémi né le 23 décembre 2015 depuis le 8 janvier 2016. Il avait rdv aujourd'hui pour sa consultation du 4e mois et 2 vaccins. La maman est venue seule au rdv, le bébé étant chez son papa, dans des circonstances qu'elle vous expliquera. Je m'inquiète de la situation familiale et ses répercussions sur l'état de santé et l'épanouissement de ce très jeune bébé. Je félicite la mère d'avoir débuté un suivi à l'unité du tout petit du CMP de Gennevilliers ».

Commentaires :

On peut observer qu'il n'y a aucune constatation médicale dans le certificat du Dr T. Le parti pris en faveur du parent demandeur est incontestable. L'immixtion dans les affaires de famille est patente alors même que le praticien est au courant de la procédure de divorce en cours. La décision est étonnamment relativement clémente. Le Dr T. n'a pas fait appel de la décision. Elle a bien raison.

Décision de la chambre disciplinaire : Blâme

Exemple 14

Certificat dans un contexte de procédure de divorce

Mr N. reproche au Dr G. de s'être immiscé sans raison dans le litige d'ordre privé qui l'opposait à son ex-épouse en procédant à un signalement intempestif auprès du procureur de la République à propos de son fils Raphaël et en transmettant à l'avocat de son ancienne épouse un certificat médical tendancieux.

Le 14 janvier 2008, le docteur Dr G. a adressé à l'avocat de Mme C. ex-épouse du plaignant, Mr N. un courrier dans laquelle il conteste les résultats de l'expertise psychologique subie par cette dernière et évoque :

> « des messages SMS qui proviendraient de Mr N. harcelant Mme C. de contenus, pour moi, pathologiques dans leur forme et dans leur fond et semblant émaner d'une personne pour le moins troublée. »

Commentaires

Il est important de noter que dans les décisions prises à la suite du signalement, le procureur explique qu'« en vertu des dispositions législatives qui régissent cette procédure, un signalement effectué par un médecin au procureur de la République dans le cadre de la protection des mineurs, même manifestement infondé, ne peut donner lieu à poursuites disciplinaires ; que le grief ne peut donc être retenu ».

Décision de la chambre disciplinaire : 6 mois dont 3 mois avec sursis en raison d'une sanction disciplinaire pour des faits analogues (1 mois avec sursis) survenus 5 ans auparavant. En définitive le premier sursis ayant été révoqué la sanction finale est de 7 mois dont 3 mois avec sursis.

Exemple 15 :

Attestation dans un contexte de procédure de divorce

Dans une attestation versée au dossier de l'instance de divorce de son frère, le Dr G. a indiqué à propos de sa belle-sœur et de sa nièce Hortense qui venait de naître : « En tant que médecin, la non reconnaissance (par) Mme G. de ses troubles pathologiques... les interprétations malveillantes de mes liens avec Hortense ..., les accès de violence vis-à-vis d'Hortense... me font poser le diagnostic de psychose puerpérale ».

Commentaires :

Une attestation ne doit jamais contenir d'information médicale, ni faite sur une ordonnance ou un papier à entête de médecin. Compte tenu de son contenu médical, l'attestation a été requalifié de certificat.

En formulant un diagnostic médical d'une telle précision alors qu'elle n'avait, en tant que médecin, nullement eu à connaître de l'état de santé de sa belle-sœur, le Dr G. s'est prévalue à tort de sa qualité de médecin pour peser, hors du champ d'exercice de sa profession, sur l'issue d'un conflit familial s'immisçant ainsi dans les affaires familiales.

Par ailleurs, un courrier a été adressé par le Dr G. à la cellule de recueil des informations préoccupantes (CRIP) de Paris pour informer de la situation inquiétante de la petite Hortense, sa nièce. Le courrier a été rédigé sur une en-tête, où se trouve mentionné la qualité de « Médecin PMI » du Dr G. alors qu'à cette occasion, ce médecin n'a pas agi pas dans le cadre de sa profession.

Décision de la chambre disciplinaire : Blâme.

Exemple 16

Certificat rédigé dans le cadre d'une procédure de divorce

Le Dr L. a remis le 5 avril 2019 à Mme L. mère d'un nouveau-né dont Mr R. est le père, un certificat ainsi rédigé :

> « Je soussigné Dr L. certifie avoir examiné ce jour Charlotte née le 10/04/2009. Son état de santé est marqué par des signes digestifs récurrents et prolongés sans anomalie clinique, qui sont probablement des somatisations, en raison de quoi, pour l'établir, je recommande de suspendre les alternances de garde et d'observer leur devenir, valable pour deux semaines. »

Commentaires

Le médecin a reconnu sa maladresse dans la rédaction lors de la réunion de conciliation ainsi qu'à l'audience, circonstances atténuantes reconnues par la formation de jugement qui l'a sanctionné d'un avertissement au titre de l'immixtion dans les affaires de famille. Le Conseil départemental s'était fort justement associé à la plainte de la patiente, ce qui n'a pas pour autant alourdi la sanction, contrairement à ce qui est souvent prétendu.

Décision de la chambre disciplinaire : Avertissement.

2 - LE TRAVAIL ET SES CONFLITS

Exemple 1 :

Certificats pour arrêt de travail qui ont amené une société à porter plainte contre le médecin

« Je soussigné, certifie être le médecin traitant de Madame X.

J'ai fait des arrêts de travail à Madame X. pour syndrome dépressif suite à un harcèlement moral. Lors de mes absences elle a été suivie par mon associée le Docteur H. ; j'ai du l'adresser en urgence à un spécialiste le Docteur Y.

Je lui ai enfin conseillé d'aller se reposer en Normandie et de consulter sur place le médecin de famille si besoin.

Certificat établi à la demande de l'intéressée et remis en mains propres. »

Commentaires

Une société se plaint que le certificat présenté lui ait causé du tort dans le litige qui l'oppose à une de ses salariés qui est la bénéficiaire de cet écrit. Il s'agit à l'évidence de faits médicaux puisque le fait d'être médecin traitant et de suivre régulièrement un patient permet d'établir un diagnostic de syndrome dépressif en le rapprochant possiblement d'un harcèlement moral. Bien qu'il s'agisse d'une qualification juridique pour laquelle le praticien n'a aucune compétence, la juridiction n'a retenu aucune faute déontologique dans la mesure où les circonstances du harcèlement présumé n'ont pas été décrites et ne mettent ainsi pas en cause l'employeur.

Décision de la chambre disciplinaire : la plainte a été rejetée et le plaignant condamné à verser 1500 € au titre des frais irrépétibles.

Exemple 2 :

Certificat dans un contexte d'arrêt de travail

« Je soussigné ...., spécialiste qualifié, certifie avoir examiné ce jour Monsieur A. né le .... et avoir constaté ce qui suit :

M. A. présente un syndrome dépressif caractérisé sévère, avec asthénie invalidante, troubles graves du sommeil, idées suicidaires corrélées à un réveil matinal précoce (signe de gravité) et un retentissement somatique important.

Ces troubles sont en relation directe avec un stress au travail et une situation professionnelle traumatisante et humiliante.

Ces troubles entraînent une incapacité totale de travail pour une période d'au moins trois mois. Ces troubles nécessitent un traitement spécialisé prolongé.

Certificat établi à la demande de l'intéressé et remis à lui-même en mains propres. »

NdA : Dans un deuxième certificat d'arrêt de maladie au niveau du motif sur le feuillet 1 on peut lire : « syndrome dépressif en relation directe avec stress au travail et situation professionnelle traumatisante ».

Commentaires

La société employeur est plaignante. Le cheminement du certificat d'arrêt de maladie est malheureusement habituel puisque le volet 1 est photocopié et joint au dossier prud'hommal dont les pièces sont communiquées à la partie adverse, donc l'employeur...

Fait aggravant : il s'agissait d'une première consultation et non du résultat d'un suivi médical.

Décision de la chambre disciplinaire : Suspension 15 jours avec sursis.

Exemple 3 :

Renseignements médicaux d'un formulaire « d'accident du travail, maladie professionnelle »

« État anxiolytique réactionnel à un harcèlement moral de la part d'un supérieur hiérarchique avec crises d'attaque de panique, insomnie d'endormissement et du petit matin, humeur dépressive, perte de l'estime de soi et sentiment d'autodestruction. »

Commentaires

Les renseignements médicaux font état d'un lien entre les troubles psychiques et un problème de harcèlement que le praticien n'est pas en mesure de constater. Le praticien a reconnu ses fautes ce qui explique la relative légèreté de la sanction.

Décision de la chambre disciplinaire : Avertissement

Exemple 4 :

Certificat dans un contexte d'arrêt de travail

« Je soussigné, Dr O., certifie avoir examiné le .... 2010, Mme. L.C.

Je lui ai prescrit un AT du .... au ....2010.

Cet AT doit être modifié en accident du travail.

Elle fait une dépression réactionnelle suite à un harcèlement professionnel.

Commentaires

Ce certificat a été adressé au conseil de l'ordre suite à la plainte de la société employant la patiente. Dans ce certificat, le médecin fait le lien entre la dépression et le harcèlement professionnel. Il porte ainsi une qualification juridique qu'il ne lui appartenait pas de faire sur la cause de l'état de santé de sa patiente.

Décision de la chambre disciplinaire : Blâme

Exemple 5 :

Certificat établi pour absence au travail

Texte manuscrit sur papier à en-tête daté du 26/02/13 « Je soussigné, certifie que Mlle P. a été malade et n'a pu se déplacer la semaine du 19 au 26/02/13 »

Le conseil départemental porte plainte après réception du courrier de l'employeur de Mlle P. qui s'étonne qu'on puisse rendre un avis médical à la fin d'une période de maladie et non au début.

Commentaires

Il n'y a strictement rien de médical, puisqu'il n'y a rien à constater. Il s'agit d'un certificat de pure complaisance pour tenter de justifier une absence au travail sans toutefois procurer un avantage social ce qui explique la sanction la plus faible.

Décision de la chambre disciplinaire : Avertissement.

Exemple 6 :

Plainte d'un employeur à l'encontre d'un médecin pour un certificat remis à une employée

Dans un courrier en date du 15 octobre 201., Mme G., gérante de la SARL L. G. a porté plainte à l'encontre du Dr P. pour la rédaction du certificat médical suivant remis à l'une de ses anciennes employées :

« Mme C. D. présente ce jour un état de détresse et d'anxiété majeure consécutif à sa reprise de travail du 6 avril 2011. Elle décrit de la part de son employeur des brimades permanentes et me dit qu'elle a été accueillie le matin sur son lieu de travail par la mère de son employeur qui l'a menacée... Son état n'est pas compatible avec une reprise de travail.

Certificat remis en mains propres pour faire valoir ce que de droit »

Commentaires

Seule la première ligne relève d'un constat médical. Il est fait état d'une relation de cause à effet que le praticien n'a pas réellement constatée ; le reste ne se réfère qu'aux dires de la patiente sans aucune précaution d'écriture et, de plus, en totale infraction avec l'article R.4127-51 du CSP puisque le rédacteur s'immisce dans les relations entre l'employeur et l'employée.

Décision de la chambre disciplinaire : Blâme

Exemple 7 :

Trois écrits consécutifs dans un contexte de procédure prudhommale

Trois écrits consécutifs illustrent cet exemple dans un contexte de procédure prudhommale.

> Un premier certificat du ... avril 20... indiquait que Mme ..., vue en consultation le 25 mars précédent « présentait un eczéma nummulaire lié au stress occasionné par ses conditions de travail dans son entreprise » ;

Ce certificat ayant été versé dans l'instance prudhommale intentée par la salariée contre son employeur, ce dernier a déposé une plainte contre ce médecin, le 30 octobre 20... ;

Lors de la réunion de conciliation, organisée le 2 décembre au siège du conseil départemental, le Dr G. a reconnu le caractère fautif de son certificat et a signé une attestation dans laquelle elle indiquait :

> « Je constate, en relisant ce certificat que, dans l'empressement, j'ai omis d'écrire que cette notion de stress au travail, outre qu'elle n'était qu'une hypothèse de travail étiologique du diagnostic porté, ne résultait pas de mes propres constatations mais n'était qu'une retranscription des dires de ma patiente./// Si j'ai effectivement pu constater que Mme G. souffrait d'eczéma, je ne puis en revanche en affirmer les causes, qui me sont totalement inconnues./// Je regrette que cette rédaction hâtive ait pu être perçue comme complaisante, ignorant que Mme G. s'en servirait dans le cadre d'une action judiciaire contre son employeur. Je remets cette attestation à la société M. et suis informée qu'elle pourra être produite dans le cadre d'une instance prud'homale ».

Immédiatement à la suite de la remise de cette attestation la dite société s'est désistée de sa plainte.

Deux jours après la conciliation, le Dr G. a rédigé un nouveau certificat à sa patiente aux termes duquel :

« Elle présente ce jour (...) à l'examen clinique des manifestations cutanées d'un eczéma qui s'est aggravé depuis le 14 avril 2014. Ces manifestations cutanées sont souvent augmentées par le stress./// La patiente me dit avoir été stressée au travail. Par ailleurs, elle me dit avoir reçu pendant toute sa grossesse des lettres recommandées de son entreprise, ce qui me semble avoir aggravé son stress et son eczéma. Certificat remis en main propre à l'intéressée pour faire valoir ce que de droit. »

Commentaires

La chambre disciplinaire s'est interrogée sur les raisons qui ont amenées le médecin rédacteur à refaire un écrit fautif après avoir reconnu les erreurs du contenu de son premier certificat. L'attestation rédigée à la réunion de conciliation qui a été remise à la société plaignante avait en effet pour but de corriger les erreurs du premier écrit. Le praticien s'est justifié en précisant au cours de l'audience qu'il était victime de pressions exercées par la bénéficiaire des écrits. Cette justification n'a pu constituer une circonstance atténuante ce qui explique la relative lourdeur de la décision de la chambre disciplinaire.

Décision de la chambre disciplinaire :
Suspension 15 jours dont 8 jours fermes.

Exemple 8 :

Certificat rédigé dans un contexte d'accident de travail

> « Je soussigné Dr D. atteste avoir autorisé M. B. qui était en arrêt en accident du Travail, à passer des examens le 01/10/12, le 02/10 /12 et le 27/11/12, bénéfiques à son égard compte tenu de son état de santé dépressif. Ce certificat a été établi à la demande de l'intéressé et remis en main propre pour faire valoir ce que de droit. »

Le contexte

La RATP reproche au Dr D. d'avoir établi le certificat médical ci-dessus dans le cadre d'un A.T. avec des mentions erronées et postdatées en faveur de M. B. « alors que le patient souffrait d'un lumbago et d'un dorsago, le Dr D. a diagnostiqué que son état de santé physique lui permettait de passer des examens de conducteur de taxi. ».

Il ressort des pièces du dossier que M. B. a fait l'objet d'une mesure de licenciement pour faute grave, pour avoir violé les dispositions de l'article 88 du statut du personnel de la RATP selon lequel l'agent en congé de maladie doit « s'abstenir de toute activité, rémunérée ou non, sauf autorisation expresse de la RATP ». Le Dr D. soutient qu'il s'est borné, le 12 mars 2013, à attester de ce qu'il avait constaté le 27 septembre 2012, date du début de l'arrêt de travail.

Commentaires

Le certificat a été délivré cinq mois après la consultation. Le médecin rédacteur ne pouvait ignorer que M. B. avait fait depuis l'objet d'une mesure de licenciement pour faute grave. La complaisance et l'immixtion dans les rapports entre un employeur et son employé sont clairement établies par la chambre.

Décision de la chambre disciplinaire : Blâme.

Exemple 9 :

Plainte d'un employeur à l'encontre d'un médecin pour trois certificats remis à une employée

La société H. porte plainte à l'encontre du Dr F. psychiatre, à propos de la rédaction de trois certificats au profit de Mlle L. une de leurs employées.

> En date du 21 novembre 2012, le Dr F a écrit « avoir reçu en consultation à la demande de son médecin traitant Mlle L. qui présentait des troubles anxiodépressifs majeurs caractérisés avec un état d'anxiété envahissante évoluant dans le cadre d'une situation professionnelle difficile selon ses dires ».
>
> En date du 28 février 2013, le Dr F a indiqué : « Mlle L. est toujours suivie et ce depuis le 4/10/2012 pour des troubles anxiodépressifs majeurs évoluant dans le cadre d'une souffrance au travail ».
>
> Enfin, en date du 27 août 2014, il a fait état de ce qu'il suit régulièrement Mlle L. pour « des troubles majeurs mélancoliformes avec des états d'anxiété envahissante et invalidante en relation avec une souffrance au travail résultant d'un conflit professionnel», en précisant : « J'atteste que l'état de santé de cette patiente reste fragile et nécessite un suivi continu et soutenu d'autant que son employeur continue à la persécuter par des démarches administratives et procédurières, ce qui n'aide pas son évolution clinique et ravive les traumatismes vécus par cette souffrance au travail ».

Commentaires

Le praticien n'hésite pas un instant à faire le lien entre les troubles anxiodépressifs et son travail. Il va jusqu'à affirmer que sa patiente est persécutée dans le cadre de son activité professionnelle, alors même qu'il n'est pas en mesure de constater cette affirmation. Le médecin doit toujours se contenter de décrire ce dont il a connaissance par ses propres constatations et uniquement cela. La décision de la chambre disciplinaire est relativement clémente. C'est ce qui a amené probablement, sur les recommandations de son conseil, le Dr F à se désister de l'appel qu'il avait formulé auprès de la chambre disciplinaire du conseil national de l'Ordre des médecins.

Décision de la chambre disciplinaire : Avertissement.

3 - LES DEMANDES PARTICULIÈRES

Exemple 1

Certificat délivré à la femme d'un patient sans que le médecin rédacteur n'ait examiné le patient

Le médecin a agi sur les simples dires de l'épouse. Le patient, atteint d'une sclérose en plaque, en fauteuil roulant, a été interné durant trois jours.

> « L'état de santé de Monsieur X. nécessite une hospitalisation dans un service surveillé. En effet, Monsieur X. présente des troubles du comportement dangereux pour son entourage et pour lui-même. »

Commentaires

Certificat établi par un médecin généraliste âgé de 69 ans sans histoire jusque-là. L'écrit a été établi à la demande de l'épouse de l'intéressé, venue au cabinet du praticien récupérer le document. Le médecin rédacteur du certificat prétextant qu'il était débordé, n'a pu se déplacer au domicile du patient.

Une procédure civile visant à réparation a été initiée à l'encontre du praticien et du psychiatre auteur du deuxième certificat d'internement.

Décision de la chambre disciplinaire :
Trois mois d'interdiction d'exercice de la médecine dont deux fermes.

Exemple 2 :

Lot de trois certificats, datés de mars 2012 écrits par un médecin généraliste (B. M. CD 78)

Figurent en haut à gauche → nom et prénom date de naissance (2002) et adresse du premier garçon :

> « Je soussigné, certifie avoir vu en consultation cet enfant, en l'absence de sa mère qui attendait dans la salle d'attente, et avoir constaté à l'interrogatoire un état anxieux, qu'il décrit comme consécutif aux évènements subis par son frère M., de la part de son père.
>
> Il dit avoir peur de son père depuis longtemps sans pouvoir dater.
>
> Il a exprimé ses hésitations à retourner chez lui, car il en a peur, oscillant entre son envie de le voir et sa peur, peur également de le voir venir le chercher à la sortie de l'école.
>
> Certificat établi à la demande du patient, pour faire valoir ce que de droit. »

Figurent en haut à gauche → nom et prénom date de naissance (2000) et adresse de la fille :

> « Je soussigné, certifie avoir vu en consultation cet enfant, en l'absence de sa mère qui attendait dans la salle d'attente, et avoir constaté à l'interrogatoire un état anxieux, qu'elle décrit comme consécutif aux événements subis par son frère M., de la part de son père.
>
> Elle dit avoir peur de son père depuis longtemps sans pouvoir dater.
>
> Elle a exprimé un refus de retourner chez lui, car il en a peur, oscillant entre son envie de le voir et sa peur, peur également de le voir venir le chercher à la sortie de l'école.
>
> Certificat établi à la demande du patient, pour faire valoir ce que de droit. »

Figurent en haut à gauche → nom et prénom date de naissance et adresse de M.(2004) :

> « Je soussigné, certifie avoir vu en consultation cet enfant, en l'absence de sa mère qui attendait dans la salle d'attente, et avoir constaté à l'interrogatoire un état anxieux, qu'elle décrit comme consécutif aux évènements qu'il a subis de la part de son père.
>
> Il dit avoir peur de son père depuis longtemps sans pouvoir dater et de revivre ce qu'il a vécu.
>
> Il a exprimé un refus de retourner chez lui, car il en a peur.
>
> Certificat établi à la demande du patient, pour faire valoir ce que de droit. »

Commentaires

À la lecture des certificats, l'immixtion dans les affaires de famille est évidente par la mise en cause d'une tierce personne. Il y a matière à un signalement à la CRIP dans la mesure où un enfant est possiblement en danger.

Autres anomalies

La demande émane d'enfants mineurs auxquels les certificats sont délivrés... mais la bénéficiaire est la mère engagée dans une procédure de garde d'enfants suite à la séparation du couple.

Le seul point positif de ces écrits : un certificat par enfant.

Décision de la chambre disciplinaire : Blâme.

Exemple 3 :

Certificat et régime alimentaire

Certificat établi sur un formulaire CERFA ALD., communiqué au Conseil départemental (CD) :

> « Date
>
> Je soussigné, Dr B. certifie, qu'en raison de son état de santé, M. A. ne peut manger de la viande de boucherie et des protéines animales.
>
> Signature. »

Commentaires

Il est utile de préciser qu'il n'est pas nécessaire de révéler à autrui la cause médicale d'une dispense quelle qu'elle soit, au risque de trahir le secret professionnel.

Dans le cas présent, la multiplication de certificats identiques dans la forme et sans fondement autre qu'une demande communautariste ou religieuse a conduit le praticien devant la chambre disciplinaire.

Dans le corps de la décision il est écrit : « le Dr B. a affirmé qu'il a rédigé le certificat en cause dans l'intérêt de cet enfant, placé en IME pour retard mental et à la demande des parents, très religieux, en craignant que ces derniers ne soient amenés à retirer l'enfant de l'IME ; qu'il a pris ce risque en toute conscience dans l'intérêt de l'enfant ».

Décision de la chambre disciplinaire : Avertissement.

Exemple 4 :

Certificats de complaisance

> « Le........................,
>
> Je soussigné, Docteur en Médecine, certifie avoir examiné ce jour M. O., né le..........................
>
> Son état de santé actuel nécessite un repos à la maison durant une semaine (lumbago).
>
> Certificat fait à la demande de l'intéressé et remis en mains propres afin de servir et faire valoir ce que de droit.
>
> Signature et tampon. »

Le contexte ce certificat est adressé au Conseil départemental de la Ville de Paris par la présidente de la Cour Nationale du Droit d'Asile après que celle-ci a fait procéder sur une durée de sept semaines au relevé des certificats médicaux qui accompagnent les demandes d'asile et qu'elle a constaté « la présence de plus de 10 % de certificats suspects (35/317) compte tenu de l'éloignement du cabinet par rapport aux domiciliations des requérants, de la nationalité en cause et de rédactions stéréotypées ». Six médecins sont en cause. Le praticien mise en cause ci-dessus en avait produit pour sa part six identiques, à l'exception des noms mais à destination de personnes de nationalité identique.

Commentaires

Il s'agit d'un certificat de complaisance qui vise à permettre au patient de bénéficier d'un avantage matériel en l'occurrence dans ce cas de figure du droit d'asile.

Décision de la chambre disciplinaire : Blâme.

Exemple 5 :

Capacités intellectuelles

> « Je soussigné, Dr B., Docteur en Médecine, certifie que Mme C., née le........................ 1929, demeurant à.........................., n'a plus les capacités intellectuelles suffisantes pour gérer ses affaires.
>
> Certificat réalisé à le demande de l'intéressée et remis en main propre pour servir et faire valoir ce que de droit.
>
> Date et signature. »

Commentaires

Ce certificat a été produit à destination du notaire dans le cadre d'une vente immobilière qui a dû être ajournée. Le futur acquéreur porte plainte au motif que cet écrit a eu de graves conséquences sur sa situation et se trouve à l'origine d'une instance judiciaire entre lui-même et la bénéficiaire du certificat. Le praticien pouvait-il écrire un tel certificat ?

Décision de la chambre disciplinaire :

La chambre disciplinaire a relaxé le praticien au motif que les pièces du dossier ainsi que les observations présentées ont démontré qu'il a effectivement pu constater un état confusionnel lors de la visite qu'il a effectuée auprès de Mme C. Cet état interdisait donc toute décision responsable.

Exemple 6 :

Attestation

« Je soussigné, Monsieur H., né le............................ à......................., demeurant à.............................., médecin cardiologue, déclarant n'avoir aucun lien de parenté ou alliance avec aucune des parties et ne pas être sous leur dépendance économique.

Certifie l'exactitude des faits ci-après, pour en avoir été le témoin direct.

Étant le cardiologue de Mme M., lors de la consultation du mois de .... 2009, j'ai remarqué que Mme M. présentait des symptômes de syndrome dépressif avec hypertension artérielle inhabituelle. Elle m'a confié le problème avec son époux qui est dû à l'interruption de son traitement psychiatrique. Dans l'intérêt de ma patiente bouleversée et impuissante, j'ai pris l'initiative de contacter le psychiatre en charge du dossier de M. M., le Dr S. au centre médical X à..................... . Celui-ci m'a confirmé que M. M. est suivi depuis une vingtaine d'années en psychiatrie, mais qu'il ne se présente plus à ses consultations malgré les nombreuses relances du centre. Le Dr S. a déclaré qu'il ne pouvait pas obliger son patient à se présenter à ses consultations, mais qu'il fallait absolument qu'il reprenne son traitement de peur que son état ne s'aggrave. Nous avons évoqué la possibilité d'une hospitalisation d'office à la demande d'une tierce personne (les enfants majeurs par exemple) et que si Mme M. se sentait en danger, elle pouvait avoir recours à la police.

Je délivre cette attestation à Mme M. et suis informé du fait que celle-ci sera utilisée dans la procédure de justice du procès contre son époux M. M.

J'ai parfaitement connaissance de ce que toute déclaration mensongère de ma part m'exposerait à des sanctions pénales.

Fait à..........................

Le.............................

Signature »

Commentaires

Il s'agit d'une attestation avec violation du secret médical pour la bénéficiaire, écrit par complaisance avec immixtion dans les affaires de famille avec mise en cause d'une tierce personne. Le médecin reconnaît avoir fait preuve d'imprudence en rédigeant un tel document qui en fait se révèle être un certificat.

Décision de la chambre disciplinaire : Suspension un mois ferme.

Exemple 7 :

Attestation d'un médecin dermato-vénérologue, praticien référent des époux G. produite dans un litige à propos d'un bien immobilier

« Je soussigné, Dr X., né le.................... 1940, médecin exerçant à ...., demeurant ...., certifie l'exactitude des faits ci-après auxquels j'ai pu assister et que j'ai pu personnellement constater.

Je soigne Mme D., née le .... 1922 depuis l'année 1982 pour diverses affections.

Après le décès de sa fille, le .... 2004, Madame D. a présenté un syndrome dépressif majeur avec en particulier des troubles de l'attention, des difficultés d'élocution et un état de faiblesse particulièrement marqué.

Devant l'importance du syndrome et ses répercussions sur un plan général, elle a consulté sur mes conseils en milieu spécialisé à l'Hôpital X où le diagnostic a été confirmé et un traitement institué.

Mme D. n'était ainsi pas en possession de toutes ses facultés mentales, j'ai constaté lors de mes consultations une dégradation de son état ; elle présentait, à l'époque, des troubles ayant entraîné un comportement irrationnel et irréfléchi, responsable d'actions et d'écrits dénués de tout bon sens ; des consultations longues et fréquentes ont alors été nécessaires.

Depuis peu, l'état de santé de Mm D. s'améliore mais reste encore fragile.

Fait à..........................,

Le 2006

Signature »

Contexte

Cette attestation est remise en main propre à Mm D. G... et est établie en vue de production en justice ; « je suis informé qu'une fausse attestation de ma part m'expose à des sanctions pénales ».

Commentaires

Plainte de la partie adverse du litige avec association du conseil départemental.

Forme d'une attestation mais c'est un certificat à contenu médical qui revêt la forme d'une « quasi expertise psychiatrique », le praticien ayant outrepassé ses compétences.

Immixtion dans les affaires de famille.

Décision de la chambre disciplinaire : Suspension un mois ferme.

Exemple 8 :

Demande particulière dans un contexte de problème de garde d'enfant

« Je soussigné, Dr P. certifie que si Mlle L. (née le............................) arrête l'allaitement maternel plus de vingt-quatre heures, la sécrétion de lait risque de s'arrêter et M. ne pourra plus bénéficier d'allaitement maternel.

Il serait nécessaire pour le bien de M. que les deux parents puissent communiquer que ce soit par oral ou par écrit.

Fait à............................,

Le .... »

Commentaires

- Première partie, c'est du médical, bien qu'inutile...
- Quel est le but caché ? Il est dans la deuxième partie : pour forcer le deuxième parent à participer à la garde de l'enfant afin de permettre la continuité de l'allaitement.
- Immixtion.
- Ce qui est possible : établir un certificat de poursuite d'allaitement pour faire valoir un éventuel droit devant l'employeur ou pour permettre un aménagement d'horaire.

Décision de la chambre disciplinaire : Avertissement.

Exemple 9 :

Un mail donnant lieu à une plainte

Le Dr A. porte plainte contre le Dr B. en raison de propos diffamatoires tenus auprès d'un patient. Il expose que ce médecin a indiqué, dans un courrier électronique adressé à ce patient, le 25 octobre 201.., que

> « L'électrode de neurostimulation n'a pas été posée sur le bon cordon médullaire initialement (...) il serait souhaitable de prendre un avocat ... il est manifeste que l'équipe de LS n'était en rien entraînée pour la réalisation de cet acte et que le suivi et la gestion des complications n'ont pas été conformes à la réglementation de l'époque. »

Le défenseur du Dr B. prétend que son client ne fait que répondre aux interrogations légitimes de son ancien patient sans nommer l'auteur des faits reprochés. Un rapport d'expertise judiciaire infirmera les propos du plaignant.

Commentaires

Cet exemple est intéressant car il montre que les mails émanant d'un médecin peuvent être à l'origine d'une procédure disciplinaire. Il convient aujourd'hui d'être vigilant sur toutes les formes d'expression à travers tous les nouveaux moyens de communication. Ce praticien qui a établi son « expertise » sans avoir examiné ce patient qu'il n'a pas vu depuis plus d'un an, s'est permis de délivrer un avis technique de complaisance en dénigrant la qualité des soins dispensés par ses confrères et en conseillant de plus sa mise en cause judiciaire. Il n'a de plus pas cherché à joindre son confrère méconnaissant ainsi la règle de confraternité édictée dans l'article R.4127-56 du CSP. Sa défense n'est pas recevable dans la mesure où le praticien incriminé est facilement identifiable. On ne badine pas avec les pseudo-dires d'experts et avec les règles de confraternité, d'où la lourde sanction.

Décision de la chambre disciplinaire :
Deux mois dont un avec sursis.

Exemple 10 :

Certificat de constat de coups et blessures

> Le 7 mai 20.., M. X. a eu une altercation avec M. G., patient du Dr XY.; que M. X. a déposé devant le commissariat de M. une plainte à l'encontre de M.G. ; que le 23 mai 20.., le Dr XY. a rédigé, à la demande de M. G., une première attestation certifiant que « (...) depuis le 8 mai 20xx, il présente des douleurs intercostales suite à des coups et blessures » et une seconde attestation certifiant que « (...) Le scanner thoracique dont je n'ai pas vu les clichés montrait une déchirure intercostale. Ces lésions nécessitent une ITT de 15 jours (...)

Ces informations ne sont pas conformes à celles rédigées dans le certificat des Unités Médicales Judiciaires (UMJ) du Centre hospitalier de F. qui se réfère au compte-rendu du radiologue établi le 13 mai 20.. mentionnant un scanner et une radiographie sans anomalie. M. X. plaignant juge que le certificat du Dr XY. qui a été joint à la plainte de M. G. est incohérent.

Commentaires

La chambre disciplinaire a estimé que le certificat était mensonger. Le Dr XY. affirme que les douleurs sont liées aux coups et blessures dont il n'a pas été le témoin. Il analyse un scanner qu'il reconnait ne pas avoir eu en sa possession et tire des conséquences en matière d'ITT. Il s'agit donc d'une faute grave entraînant une lourde sanction.

Décision de la chambre disciplinaire :
Suspension d'un mois dont 3 semaines avec sursis.

Exemple 11 :

Certificat justifiant une conversation téléphonique au cours d'un examen

L'université Lumière Lyon 2 et le Conseil Départemental de l'Ordre reprochent au Dr E. l'établissement du certificat médical non daté, et visant à justifier *a posteriori* l'utilisation par une étudiante de son téléphone portable au cours d'un examen.

> « Je certifie que l'état de santé de ma patiente, Mme C. peut avoir justifié l'utilisation de son portable pendant un jour d'examen par sa fille, Y... »

Commentaires

La chambre disciplinaire a considéré que le certificat du praticien est un certificat de complaisance et s'est rendu complice d'une fraude aux examens commise par la fille de sa patiente ce qui est de plus, de nature à discréditer la profession qu'il exerce aux yeux de l'université (article R.4127-31 du CSP). La chambre s'est également interrogée sur la délivrance à la mère d'un certificat concernant son enfant vraisemblablement majeure et capable.

Décision de la chambre disciplinaire : Suspension de trois mois fermes.

Le médecin ayant fait appel de la sanction devant la chambre d'appel du Conseil national a vu sa peine réduite à 3 mois de suspension dont deux mois d'interdiction ferme.

Exemple 12 :

Certificat de constat de coups et blessures

Le Dr F., médecin senior du Service des urgences médico-chirurgicales du Centre hospitalier de X, a établi le 15 février 20... un certificat médical selon lequel, après examen de Mme L., il a constaté les lésions suivantes :

> « Agression il y a 15 jours par son compagnon. A l'examen cutané, on constate un hématome de 5 cm de diamètre au niveau de la face antérieure du bras gauche, hématome de 2 cm de diamètre au niveau de la hanche droite, multiples hématomes en regard de la face externe de la cuisse gauche de 1 cm de diamètre. Petites traces de griffures sous mentonnières droites en cours de cicatrisation. »

Commentaires

Le certificat est descriptif résultant d'un examen médical probablement bien conduit mais le rédacteur a le grand tort de mettre en cause le présumé auteur des coups (« agression par son compagnon »), faute surprenante au regard des responsabilités professionnelles du praticien au sein d'un grand Centre hospitalier.

Décision de la chambre disciplinaire : Blâme.

Exemple 13

Certificat d'internement en milieu psychiatrique à la demande d'un tiers à propos de son épouse

Le Dr M., jeune psychiatre établit et délivre à Mr C. un certificat d'internement en milieu psychiatrique à la demande d'un tiers pour son épouse Mme C. Il a rédigé le certificat sans avoir examiné la patiente, en se basant uniquement sur les déclarations du mari ainsi que sur les propos de sa fille, âgée de neuf ans.

> « Mme C. présente un trouble paranoïaque avec anosognosie associé à un trouble obsessionnel compulsif lié à une peur phobique de la maladie entraînant des réactions exagérées vis-à-vis d'elle et de sa fille ... que ces troubles rendent impossible son consentement et son état impose des soins immédiats assortis d'une surveillance constante en milieu hospitalier... »

Commentaires

Le Dr M. était informé des difficultés de Mme et Mr C. Elle craignait d'ailleurs les effets nocifs de cette situation conjugale sur l'équilibre de l'enfant. L'immixtion dans les affaires de famille est ici patente ; s'agissant d'un internement arbitraire en milieu psychiatrique qui n'a finalement pas abouti. La faute est grave.

Décision de la chambre disciplinaire : 6 mois de suspension assortis d'un sursis de 4 mois en raison de la jeunesse du praticien.

Exemple 14

Certificat de mise sous curatelle

Mme D. reproche au Dr M. d'avoir rédigé le certificat ci-dessous à la demande d'un de ses frères, à partir des déclarations de ce dernier et sans l'avoir examinée. Les affirmations du Dr M. seront infirmées par d'autres praticiens dont le psychiatre expert désigné par le juge.

> « Je soussigné Dr M. certifie que l'état psychologique de Mme D. nécessite la mise sous curatelle après le décès de son père. »

Commentaires :

Le Dr M. prétendait avoir adressé ce certificat au Procureur de la République mais a reconnu l'avoir remis au frère de la plaignante au cours de l'audience. En établissant ce certificat et en le remettant à un tiers, le Dr M. a violé le secret médical.

Décision de la chambre disciplinaire : Avertissement.

La sanction de l'avertissement parait assez légère compte tenu de la gravité de la faute.

Exemple 15 :

Écrit médical censé dénoncer une situation

Le Dr D. a adressé à la délégation départementale de l'Agence régionale de santé de l'Ile-de-France un courrier de trois pages mettant gravement en cause le fonctionnement d'un centre éducatif renforcé (CER). Il s'agit d'une école expérimentale qui a vocation à prendre en charge des mineurs délinquants multi-récidivistes en grande difficulté ou en voie de marginalisation.

Dans son courrier, le Dr D. fait état de violences de patients majeurs sur des patients mineurs restant sans réaction de la part de la direction, de carences dans les soins prodigués, de pressions exercées par la hiérarchie sur les employés, de façon à les empêcher de porter plainte ou de déclarer des accidents de travail.

Commentaires

Le Dr D. exprime sa bonne foi et s'évertue à expliquer au cours de l'audience que son seul souci vise à protéger l'une de ses patientes, salariée du CER dont elle a repris le témoignage. Le Dr D. avoue n'avoir jamais personnellement constaté les faits dont elle atteste.

Décision de la chambre disciplinaire : 12 mois dont 6 mois avec sursis.
La sanction lourde est motivée par le fait qu'aucun des faits mentionnés n'a été attesté ni établi même à l'issue d'une enquête.

Annexes

1. MODÈLE D'ATTESTATION (*cerfa* n°11527) et articles 200 à 203 du Nouveau code de procédure civile (NCPC)

MINISTERE DE LA JUSTICE

N° 11527*02

Indiquez ci-dessous les faits auxquels vous avez assisté ou que vous avez constatés personnellement :

Je soussigné,

ATTESTATION (articles 200 à 203 du nouveau Code de procédure civile, article 441-7 du nouveau Code pénal)

NOM : I_I_I_I_I_I_I_I_I_I_I_I_I_I_I_I_I_I_I_I_I_I_I_I_I_I_I_I_I_I

Melle Mme M. PRENOMS : I I I I I I I_I_I_I_I_I_I_I_I_I_I_I_I_I_I_I_I_I_
I_I

Date de naissance : jour I_I_ I mois I_I_ I année I_I_I_I_I

Lieu de naissance : ______________________________

(ville, département)______________________________

Profession : ______________________________

Demeurant à : ______________________________

______________________ ______________________

____

Code postal : I_I_I_I_I_I Commune : ______________________
Lien de parenté, d'alliance, de subordination, de collaboration ou de communauté d'intérêts avec les

parties :

OUI I_I NON I_I (Cocher la case utile)

Si oui, précisez lequel : ______________________

Sachant que l'attestation sera utilisée en justice, et connaissance prise des dispositions de l'article 441-7 du Code pénal, réprimant l'établissement d'attestation faisant état de faits matériellement inexacts, ci-après rappelées :

« Est puni d'un an d'emprisonnement et de 15 000 euros d'amende le fait d'établir une attestation ou un certificat faisant état de faits matériellement inexacts ».

(cette phrase doit être écrite, ci-dessous, entièrement de votre main)

____

____

____

____

Votre signature :

Fait à : __________________________

Le : jour I_I_ I mois I_I_ I année I_I_I_I_I

2. Articles du Code de Déontologie

→ Article 24 (R.4127-24 du Code de la santé publique)

Sont interdits au médecin :

- tout acte de nature à procurer au patient un avantage matériel injustifié ou illicite ;
- toute ristourne en argent ou en nature, toute commission à quelque personne que ce soit ;
- la sollicitation ou l'acceptation d'un avantage en nature ou en espèces, sous quelque forme que ce soit, d'une façon directe ou indirecte, pour une prescription ou un acte médical quelconque.

→ Article 28 (article R.4127-28 du Code de la santé publique)

La signature d'un médecin bénéficie par principe d'un grand crédit, et toute erreur ou compromission de sa part fait, notamment au corps médical entier, un tort considérable.

En cas de fraude ou de déclaration mensongère, les sanctions encourues devant les tribunaux sont sévères comme le prévoit l'article 441-7 du Code pénal.

Le médecin fautif est passible en outre de sanctions disciplinaires de la part des juridictions ordinales.

Il faut souligner plusieurs points :

- Le médecin ne doit certifier que ce qu'il a lui-même constaté. Ont été sanctionnés des médecins dont les certificats avaient été rédigés sans examen du patient.
- Si le certificat rapporte les dires de l'intéressé ou d'un tiers, le médecin doit s'exprimer sur le mode conditionnel et avec la plus grande circonspection ; le rôle du médecin est en effet d'établir des constatations médicales, non de recueillir des attestations ou des témoignages et moins encore de les reprendre à son compte.
- Un certificat médical ne doit pas comporter d'omission volontaire dénaturant les faits. Cela suppose un examen et un interrogatoire préalables soigneux.
- Il y a des demandes de certificat que le médecin doit rejeter. S'il est tenu de délivrer à son patient un certificat des constatations médicales qu'il est en mesure de faire, il reste libre du contenu du certificat et de son libellé qui engagent sa responsabilité.

→ Article 51 (article R.4127-51 du Code de la santé publique)

Le médecin ne doit pas s'immiscer sans raison professionnelle dans les affaires de famille ni dans la vie privée de ses patients.

→ Article 76 (article R.4127-76 du Code de la santé publique)

L'exercice de la médecine comporte normalement l'établissement par le médecin, conformément aux constatations médicales qu'il est en mesure de faire, des certificats, attestations et documents dont la production est prescrite par les textes législatifs et réglementaires.

Tout certificat, ordonnance, attestation ou document délivré par un médecin doit être rédigé lisiblement en langue française et daté, permettre l'identification du praticien dont il émane et être signé par lui. Le médecin peut en remettre une traduction au patient dans la langue de celui-ci.

3. Circulaire du ministère de la Santé sur la rationalisation des certificats médicaux

→ CIRCULAIRE N°DSS/MCGR/DGS/2011/331 du 27 septembre 2011 relative à la rationalisation des certificats médicaux.

I – Contexte de la démarche de rationalisation des certificats médicaux

L'exercice libéral des médecins est aujourd'hui soumis à un nombre important de contraintes administratives qui réduisent le temps strictement médical pouvant être consacré à la qualité des soins dispensés à leurs patients.

En 2008, dans l'enquête réalisée sur le travail administratif des médecins généralistes, le sujet des certificats médicaux avait été clairement identifié comme un sujet chronophage. Les cas de certificats médicaux les plus fréquemment cités étaient ceux pour absence scolaire, pour une compagnie d'assurance, pour l'employeur (certificat d'inaptitude au travail), pour demander un appartement ou en obtenir un plus accessible... etc.

Dès sa prise de fonction, le ministre du Travail, de l'Emploi et de la Santé, monsieur Xavier Bertrand, a inscrit la simplification administrative de l'exercice libéral comme un sujet prioritaire. Le 3 février dernier, il a installé une instance de simplifications administratives dont les actions visent à optimiser le temps consacré par les médecins aux multiples formalités, pour, d'une part, libérer du temps médical au service des besoins de santé des usagers, et, d'autre part, améliorer la qualité de travail et de vie des médecins.

La rationalisation des demandes de certificats médicaux, attestations et documents pour lesquels les médecins sont sollicités figure parmi les mesures portées par cette instance de simplifications administratives.

Depuis 2008, la direction de la Sécurité sociale, en partenariat avec le Conseil national de l'Ordre des médecins a engagé un important travail interministériel, associant notamment les directions métiers, l'Éducation nationale, la CNAF, l'AMF et l'ADF, à partir de l'identification de plusieurs domaines dans lesquels les demandes de certificats médicaux sont nombreuses.

En effet, pour un grand nombre de certificats, les demandes faites aux médecins ne se fondent pas toujours sur un texte législatif ou réglementaire et/ou ne comportent aucun contenu médical. Ces travaux, qui ont donc visé, d'une part, à réguler les demandes de certificats médicaux notamment lorsqu'ils ne sont pas exigés par la loi, et d'autre part, à simplifier les certificats restants, se sont traduits par de réelles avancées.

Le résultat de ces travaux fait l'objet d'un document de sensibilisation destiné à être diffusé largement pour réguler les demandes de certificats. Il s'adresse donc non seulement aux professionnels de santé mais aussi aux demandeurs de certificats qui doivent être sensibilisés en amont. Ce document n'a pas pour finalité de traiter l'exhaustivité des certificats médicaux pour lesquels il existe un texte normatif et qui sont justifiés au regard des principes rappelés ci-dessous. Il rappelle les cas les plus fréquents recensés par les syndicats représentatifs des médecins et par le Conseil national de l'Ordre des médecins dans lesquels les certificats médicaux ne sont pas nécessaires et, le cas échéant, les solutions alternatives retenues.

II – Principes à retenir pour la rationalisation des attestations et des certificats médicaux

La démarche de simplification et de rationalisation des attestations et certificats médicaux repose sur trois principes, qu'il convient de respecter et de relayer auprès des principaux demandeurs.

Par commodité, dans la suite, le terme : « certificat » recouvre la notion d'attestation, de document et de certificat médicaux, au sens de l'article R. 4127-76 du code de la santé publique.

Enquête réalisée en 2008 par le cabinet conseil Eurostaff.

2.1 Il ne doit pas y avoir d'attestation ou de certificat sans examen médical.

L'article R. 4127-76 du code de la santé publique précise que « l'exercice de la médecine comporte normalement l'établissement par le médecin, conformément aux constatations médicales qu'il est en mesure de faire, des certificats, attestations et documents dont la production est prescrite par les textes législatifs et règlementaires ».

Le certificat n'est pas un simple un document administratif. Il est la conclusion d'un examen médical et doit être délivré dans le respect du secret médical. L'article R. 4127-69 du code de la santé publique précise que « l'exercice de la médecine est personnel ; chaque médecin est responsable de ses décisions et de ses actes ».

Il faut rappeler que la délivrance d'un certificat médical ne donne pas lieu à remboursement par l'assurance maladie (article L.321-1 du code de la sécurité sociale).

2.2. En l'absence de texte normatif l'exigeant, l'attestation ou le certificat médical n'est pas nécessaire.

Il existe une multiplicité de situations où des certificats sont réclamés. Un grand nombre de ces certificats sont demandés notamment par les collectivités locales (par exemple pour une inscription au centre aéré, en crèche ou dans d'autres établissements gérés par les collectivités locales). Aussi, le dépliant d'information sera notamment relayé par l'AMF et l'ADF afin de réguler ces demandes de certificats médicaux.

Les médecins ne sont pas tenus de répondre aux diverses demandes de certificats médicaux lorsqu'il n'existe aucun fondement juridique. En conséquence, hormis les cas où le certificat médical est prévu par des textes, le certificat médical n'est pas nécessaire et le médecin est fondé à en refuser la délivrance.

2.3. Lorsque les attestations et certificats médicaux sont exigés dans le cadre de situations reconnues par la loi, ils doivent être simplifiés et harmonisés, voire dématérialisés.

Certaines situations légales nécessitent l'intervention du médecin pour être établies.

S'agissant de certificats incontestables dans leur principe, des travaux ont été engagés ou ont déjà abouti en vue de :

- **leur simplification**

C'est le cas par exemple du formulaire de certificat médical pour une demande auprès des maisons départementales des personnes handicapées annexé à l'arrêté du 23 mars 2009.

- **leur harmonisation**

Dans le cadre de l'instance de simplifications administratives, le sujet de l'harmonisation du volet médical des dossiers de préadmission en EHPAD a été identifié. Les travaux engagés doivent tendre d'ici la fin de l'année à l'élaboration, en vue d'une éventuelle généralisation, d'un volet médical unique.

- **leur dématérialisation**

Les réformes du Ministère chargé de l'Intérieur portant sur les opérations funéraires et la liste des infections transmissibles ainsi que la mise en place des agences régionales de santé par la loi HPST, ont conduit à une révision des modèles de certificats de décès. Parallèlement à ces travaux, un comité sur la dématérialisation des certificats de décès a été mis en place. Ce comité a pour objet l'évolution et l'optimisation du logiciel de certification électronique des décès mis en œuvre par le CépiDC-INSERM, ainsi que son déploiement en établissement de santé.

III – Diffusion des solutions retenues

Le dépliant joint en annexe est destiné tant aux médecins qu'aux usagers, organismes et institutions demandeurs de certificats. Ce document doit permettre aux demandeurs de certificats médicaux de réguler leurs demandes. Il doit également aider les médecins dans leur exercice quotidien afin de clarifier les situations dans lesquelles un certificat médical est justifié, et de lui fournir les arguments lui permettant, le cas échéant, de refuser les demandes abusives.

La liste des certificats médicaux évoqués n'est pas exhaustive. Ces situations résultent de cas identifiés et signalés par les professionnels de santé à partir de leur pratique quotidienne. Seuls les certificats les plus couramment réclamés ont donc été traités.

La mise en œuvre de la rationalisation des certificats médicaux passe par une diffusion la plus large possible des principes et rappels mentionnés supra.

C'est pourquoi nous vous demandons de bien vouloir porter les dispositions de la présente circulaire ainsi que le dépliant en annexe à la connaissance de l'ensemble des médecins. Il apparaît nécessaire que le contenu de cette circulaire ainsi que le dépliant soient mis en ligne et diffusés par vos canaux d'information, tant en direction des professionnels de santé que des usagers.

Afin que l'information soit également relayée auprès des professionnels de santé, des assurés, des collectivités locales et autres organismes intéressés, la circulaire et le dépliant seront communiqués aux Unions régionales de professions de santé par les agences régionales de santé, aux régimes d'assurance maladie et à la caisse nationale d'allocations familiales, ainsi qu'aux instances que sont le Conseil national de l'Ordre des médecins, l'assemblée des départements de France, l'association des maires de France, l'UNAF et Familles rurales.

Un dernier sujet en cours, qui s'inscrit à plus long terme, porte sur les certificats médicaux de non-contre-indication à la pratique sportive hors milieu scolaire.

En effet, la pratique sportive hors milieu scolaire génère un volume important de certificats. La direction des Sports pilote un groupe de travail depuis 2010 portant à la fois sur le contenu de l'examen médical et la périodicité du contrôle médical.

Le code du Sport régit les cas de demandes de certificats médicaux pour les licenciés des fédérations sportives pour l'obtention ou le renouvellement de la licence ainsi que pour la participation à des compétitions organisées ou autorisées par les fédérations sportives.

Hormis ces cas particuliers, les demandes de certificats de non contre-indication à la pratique sportive ne reposent sur aucun fondement juridique. Toutefois, il s'agit d'un sujet sensible car le contrôle médical préalable à la pratique sportive est avant tout un acte de prévention. En effet, il a pour objectifs le dépistage des pathologies pour lesquelles la pratique sportive pourrait induire un risque vital ou fonctionnel grave, l'identification des facteurs susceptibles de favoriser la survenue d'éventuelles pathologies directement liées à la discipline sportive pratiquée, et le conseil pour adapter la pratique sportive chez les personnes atteintes de pathologies avérées. Ce sujet fera l'objet d'une instruction ultérieure.

4. Rapport adopté lors de la session du Conseil national de l'Ordre des médecins d'avril 2015 / Mise à jour : 2019 - avril 2022

Les médecins sont régulièrement sollicités en vue de la rédaction de certificats ou de questionnaires de santé demandés par le contractant ou ses ayants droit, les assurances ou leurs médecins conseil. L'objet de ce document est de les informer, ainsi que les conseils départementaux de l'Ordre, de manière pratique, en fonction des situations développées dans le corps du texte.

ABSTRACT : Attaché au secret médical, principe d'intérêt public, l'Ordre des médecins recommande aux praticiens la prudence, laissant aux patients la libre transmission des éléments dont ils disposent et aux ayants-droit la transmission d'informations médicales auxquelles la loi leur permet d'accéder.

Le médecin peut conseiller la personne, ou les ayants-droit, en leur indiquant les éléments médicaux qui répondent aux demandes de l'assurance, les éclairer sur les conséquences de la divulgation d'informations médicales en se gardant absolument de se rendre complice de fraude ou de dissimulation quelle qu'elle soit.

Le médecin traitant n'a pas à remplir, signer, apposer son cachet ou contre signer un questionnaire de santé simplifié ni à rédiger un certificat l'obligeant à détailler les causes du décès ou les antécédents de la personne décédée.

Sans modifier les règles du secret médical qui s'impose aux médecins, la loi n°2002-303 du 4 mars 2002 a consacré la responsabilité des patients dans la gestion de leur santé. En leur donnant accès directement à l'ensemble des informations médicales les concernant, elle ajoute de la transparence dans la relation médecin-patient et rend ce dernier libre de disposer de ces informations comme il l'entend.

De même, après décès, la loi permet aux ayants droit, au concubin ou au partenaire lié par un pacte de solidarité et eux-seuls, d'avoir accès à des informations médicales ou de se voir remettre un certificat médical, concernant le défunt à condition que leur demande s'inscrive dans le cadre prévu par la loi. Préalablement, le médecin devra s'assurer de cette qualité d'ayant droit, de concubin ou de partenaire lié par un pacte civil de solidarité conformément aux articles L. 1110-4, L. 1111-7 et R. 1111-7 du code la santé publique (voir annexe).

Le rôle du médecin est de rappeler au patient la nécessité de déclarations complètes et sincères, de l'aider dans ses démarches et de lui fournir les éléments appropriés. Il peut l'assister dans le remplissage d'un questionnaire de santé et doit lui remettre, à sa demande, copie des informations figurant dans son dossier médical.

1. Les généralités des certificats en matière d'assurance

En présence d'une demande de certificat le médecin doit appliquer les recommandations générales suivantes :

1. **Le patient ne peut délier le médecin du secret médical et ce dernier ne peut s'en affranchir après le décès du patient.**
2. **Le secret n'est pas opposable au patient qui est maître du secret le concernant et qui peut le partager avec qui il veut.**
3. **Du vivant du patient aucun certificat ne doit être adressé à un tiers sauf situation prévue par la règlementation, mais doit être remis en main propre au patient qui en fait lui-même la demande. Les intérêts propres d'une personne n'autorisent pas le médecin, même avec l'accord de celle-ci, en dehors des cas prévus par la loi, à dévoiler à un tiers, ce qu'il a appris à l'occasion des soins dispensés et même au-delà.**

4. **Le médecin doit se garder de favoriser des fraudes ou de fausses déclarations aux dépens des assurances. Il doit au contraire, lorsqu'un conseil lui est demandé, insister sur la nécessité de déclarations complètes et sincères.**
5. **Le médecin devrait garder copie du certificat dans le dossier médical.**

Le principe du secret médical est un principe d'intérêt public. Son but est que toute personne qui sollicite une prise en charge médicale puisse se confier à un médecin sans craindre d'être trahie, quelle que soit sa situation sociale, administrative ou sanitaire.

2. Les questionnaires de santé en vue d'une souscription d'un contrat d'assurance

Tout contrat devant être conclu de bonne foi, il est légitime qu'un assureur demande au candidat à l'assurance les informations concernant sa santé ; elles sont nécessaires à l'évaluation des risques.

Il faut distinguer :

A. Le questionnaire de santé simplifié (à remplir par le candidat à l'assurance)

Ce formulaire comprend une série limitée de questions (entre 10 et 15) demandant au candidat à l'assurance de déclarer les affections, traitements, interventions chirurgicales, hospitalisations... dont il a fait l'objet.

L'assureur ne peut pas exiger que ce soit le médecin traitant du candidat à l'assurance qui remplisse ce questionnaire de santé simplifié, mais il est normal que le médecin assiste son patient pour renseigner ce questionnaire.

L'Ordre rappelle que le rôle du médecin est d'éclairer au mieux son patient sur la nécessité de déclarations complètes et sincères et il doit remettre, à la demande de son patient, copie des éléments du dossier médical (consultation sur place avec remise de copies ou envoi de copies).

Il appartient au seul candidat à l'assurance de signer le questionnaire de santé simplifié et de prendre la responsabilité des réponses apportées. Ainsi, il n'appartient pas au médecin de remplir, signer, apposer son cachet ou contresigner ce questionnaire de santé simplifié.

L'article L.113-2, 2e alinéa, du code des assurances précise que *« L'assuré est obligé … de répondre exactement aux questions posées par l'assureur, notamment dans le formulaire de déclaration du risque par lequel l'assureur l'interroge lors de la conclusion du contrat, sur les circonstances qui sont de nature à faire apprécier par l'assureur les risques qu'il prend en charge ; (…)».*

B. Le rapport médical (questionnaire détaillé par pathologie ou par appareil)

Il est exigé par le médecin de la compagnie lorsque le questionnaire de santé simplifié fait apparaître des éléments susceptibles d'augmenter le risque, lorsque le montant de l'emprunt ou du capital en jeu est important ou lorsqu'il apparaît qu'il présente un risque aggravé de santé. Etabli à la demande du candidat à l'assurance, ce rapport médical complété lui est remis en main propre.

Il ne s'agit pas d'une expertise mais d'un rapport objectif sur l'état de santé du patient, qui est destiné à éclairer le médecin conseil de la compagnie avant que celui-ci ne donne à l'assurance une conclusion strictement administrative.

Le médecin doit veiller à donner à la personne toute information utile sur la procédure, les nécessités de dire la vérité afin de couvrir les risques avec l'éventualité d'une prime d'assurance majorée. Celle-ci est de la seule responsabilité de l'assureur.

Ce rapport doit être remis en main propre à la personne qui, après en avoir pris connaissance, l'adressera exclusivement au médecin conseil nommément désigné de la compagnie et en aucun cas au service administratif.

Le médecin n'a jamais à se prononcer sur l'évaluation du risque.

Ce rapport peut être rédigé par un médecin désigné par la compagnie d'assurances ou par un médecin choisi par le candidat à l'assurance.

Le règlement des honoraires ne peut donner lieu à une prise en charge par l'assurance maladie.

C. Les examens complémentaires spécifiques

Si les réponses fournies au questionnaire de santé ou si le montant du capital le justifient, le médecin conseil de la compagnie peut demander au candidat à l'assurance de se soumettre à un examen médical spécialisé et/ou d'effectuer des examens complémentaires (radiologiques, cardiologiques, analyses biologiques...). Mais, le médecin conseil de la compagnie ne peut demander de renseignements au médecin traitant.

Ces examens complémentaires sont effectués par des médecins, soit désignés par l'assureur soit choisis par le candidat à l'assurance.

Les résultats des examens médicaux complémentaires sont remis au candidat à l'assurance. C'est à lui seul qu'il appartient de les transmettre, sous pli fermé et confidentiel, exclusivement au médecin conseil nommément désigné de la compagnie.

Les honoraires relatifs à ces examens ne relèvent pas d'une prise en charge par l'assurance maladie, ils sont pris en charge soit par les compagnies d'assurances, soit par le candidat à l'assurance. Une note d'honoraires sera donc établie à cet effet par le médecin examinateur ou le biologiste.

Le patient peut demander à son médecin de lui communiquer les éléments de son dossier médical nécessaires à la constitution du dossier d'assurance. Le médecin rappellera au patient que les éléments médicaux ne peuvent être communiqués qu'au médecin conseil nommément désigné de l'assurance.

Le médecin, tenu au respect du secret professionnel, ne doit jamais communiquer directement d'informations au médecin conseil de l'assureur ou à l'assureur lui-même, ni oralement, ni par écrit. Le médecin conseil de l'assurance donnera ses seules conclusions administratives à l'assureur sans révéler les raisons d'ordre médical qui les motivent.

La loi du 28 février 2022 « pour un accès plus juste, plus simple et plus transparent au marché de l'assurance emprunteur » supprime les questionnaires et examens médicaux pour les prêts dont la part assurée par personne est inférieure à 200 000 euros et dont l'échéance intervient avant le 60e anniversaire de l'emprunteur. **Cette mesure entre en vigueur au 1er juin 2022.**

3. Cas particulier des patients ayant déclaré un risque aggravé de santé couvert par la Convention AERAS

Signée par les pouvoirs publics, les professions de la banque et de l'assurance, les associations de consommateurs et les associations représentant les personnes malades ou handicapées, la Convention AERAS[1] (S'Assurer et Emprunter avec un Risque Aggravé de Santé) a pour objet de faciliter l'accès à l'assurance et à l'emprunt des personnes ayant ou ayant eu un problème grave de santé (articles L. 1141-2 à L. 1141-3 du code de la santé publique).

La Convention AERAS s'applique automatiquement dès lors que le questionnaire de santé, rempli par la personne dans le cadre de sa demande d'assurance de prêt bancaire, fait apparaître qu'elle présente un risque aggravé de santé et que sa demande d'assurance ne peut pas être acceptée aux conditions standard du contrat d'assurance, en termes de garanties et de tarif.

Ayant été librement déclarée par le patient dans le questionnaire simplifié de santé, la maladie est ainsi connue du médecin de la compagnie d'assurances.

Deux situations dans ce cadre peuvent se présenter :

- Le droit à l'oubli
- La grille de référence AERAS

A. Le « droit à l'oubli »

La Convention AERAS prévoit un dispositif de « droit à l'oubli » qui concerne les personnes souhaitant assurer un prêt et qui ont été atteintes d'une pathologie cancéreuse ou d'une hépatite C.

Depuis le 2 mars 2022, aucune information médicale relative à une pathologie cancéreuse ou à l'hépatite virale C ne peut être sollicitée par l'assureur à partir de 5 ans à compter de la fin du protocole thérapeutique et en l'absence de rechute,

1. http://www.aeras-infos.fr/cms/sites/aeras/accueil.html

Sous réserve de satisfaire à certaines conditions en termes de nature de prê[2]t et d'âge en fin de contrat d'assurance[3], le « droit à l'oubli » permet à ces personnes de ne pas déclarer leur ancien cancer ou leur ancienne hépatite C à l'assureur lors de la souscription d'un contrat d'assurance emprunteur, et donc de ne se voir appliquer ni surprime ni exclusion de garanties du fait de ces pathologies. Si ces dernières sont déclarées – alors qu'elles sont couvertes par le « droit à l'oubli » – l'assureur n'en tient pas compte.

Les personnes concernées par le droit à l'oubli n'ont pas à déclarer une ancienne pathologie cancéreuse ou hépatite C à l'assureur.

B. La grille de référence AERAS

Pour les personnes dont la pathologie ne relève pas du « droit à l'oubli » et qui doivent donc la déclarer à l'assureur, la Convention AERAS prévoit une **grille de référence** qui liste les pathologies et des critères permettant l'accès à l'assurance dans des conditions standard ou s'en rapprochant.

Ces dispositions s'appliquent lorsque certaines conditions – relatives à la nature du prêt[4], au montant assuré[5] et à

2. Seuls les prêts immobiliers, les prêts professionnels destinés à l'acquisition de locaux et/ou de matériels et les crédits à la consommation affectés ou dédiés sont éligibles.

3. L'échéance du contrat d'assurance demandé doit intervenir avant le 71ème anniversaire de l'emprunteur.

4. Seuls les prêts immobiliers ou les prêts professionnels destinés à l'acquisition de locaux et/ou de matériels sont éligibles.

5. S'agissant des demandes d'assurance de prêts immobiliers liés à la résidence principale, le montant à assurer – hors opérations de crédits relais – ne doit pas excéder 320.000 euros.. Dans les autres cas de prêts immobiliers et de prêts professionnels, la part assurée sur l'encours cumulé de prêts n'excède pas 320 000 €

l'âge en fin de contrat d'assurance[6] – sont satisfaites et sous réserve de remplir certains critères spécifiques à la pathologie (type histologique, stade de référence, conduite de traitement et de suivi, critères biologiques, conditions de diagnostic, délais d'accès à de telles assurances...).

Faisant l'objet d'actualisations régulières, la grille de référence repousse sans cesse les limites de l'assurabilité aux bénéfices des malades et anciens malades. Elle devient de plus en plus précise dans ses critères d'éligibilité. Dans ce cadre, la Commission de Suivi et de Propositions de la Convention AERAS recommande aux candidats à l'assurance de se rapprocher du médecin ayant été en charge des soins pour la pathologie concernée, afin de leur fournir les informations médicales nécessaires à la vérification des critères de la grille de référence.

Lorsqu'un candidat a déclaré sa pathologie à l'assurance et si cette pathologie est inscrite dans la grille de référence, il peut demander à son médecin de préciser s'il remplit l'ensemble des critères énumérés par la grille de référence en complétant le cas échéant un questionnaire ciblé, remis en main propre au patient.

C. Rôle et responsabilités des médecins

En donnant des informations précises à leurs patients lors de la constitution de leur dossier d'assurance (notamment lorsqu'il s'agit de répondre à des questionnaires de santé ciblés ou de décrire des pathologies complexes), les médecins ont un rôle essentiel de conseil – auprès de ces patients – qui fait pleinement partie de leurs missions.

6. L'échéance du contrat d'assurance demandé doit intervenir avant le 71ème anniversaire de l'emprunteur.

L'utilisation d'un modèle type établi par l'assureur n'est pas opposable au médecin. Il s'agit souvent de questionnaires très techniques et complets (classification TNM, grille pour "droit à l'oubli"...). Ils ont été validés par le Ministère, les associations et les assurances, permettant ainsi au médecin conseil de voir si les conditions de la loi sont bien remplies et de respecter le principe et les limites du droit à l'oubli.

La participation du médecin à cette démarche permet d'accélérer une procédure compliquée par la situation médicale du patient.

En cas de difficulté, le patient peut saisir la Commission de médiation AERAS[7].

4. Les documents post mortem

A. Sur la cause du décès

A la suite du décès d'un assuré, l'assureur peut vérifier que la cause du décès est étrangère à une éventuelle clause d'exclusion de garantie figurant dans le contrat, ou que le contractant n'a pas omis, lors de la souscription, de déclarer un facteur de risque.

Le médecin traitant, ou le médecin qui a constaté le décès, peut être contacté pour remplir un questionnaire de santé ou délivrer un certificat médical détaillé indiquant : les antécédents du patient, la cause du décès, la date d'apparition des premiers symptômes, la date de diagnostic de la maladie...

7. http://www.aeras-infos.fr/cms/sites/aeras/accueil/aeras-en-pratique/qui-contacter/la-commission-de- mediation.html

S'il est contacté directement par le médecin de la compagnie d'assurance, le médecin, lié par le secret médical, ne doit pas lui répondre.

S'il est contacté par des ayants droit de la personne décédée, par son concubin ou par son partenaire lié par un pacte civil de solidarité, le médecin qui a constaté le décès peut leur remettre un certificat indiquant, sans autre précision, que le décès résulte d'une cause naturelle ou d'un accident.

Le médecin ne peut remplir, signer, apposer son cachet ou contresigner un questionnaire de santé ou un certificat médical détaillé révélant la nature, la date d'apparition de la maladie ayant entraîné le décès, l'existence d'autres affections...

Conformément au 3e alinéa du V de l'article L. 1110-4 du code de la santé publique : « *Le secret médical ne fait pas obstacle à ce que les informations concernant une personne décédée soient délivrées à ses ayants droit, son concubin ou son partenaire lié par un pacte civil de solidarité, dans la mesure où elles leur sont nécessaires pour leur permettre de connaître les causes de la mort, de défendre la mémoire du défunt ou de faire valoir leurs droits, sauf volonté contraire exprimée par la personne avant son décès. Toutefois, en cas de décès d'une personne mineure, les titulaires de l'autorité parentale conservent leur droit d'accès à la totalité des informations médicales la concernant, à l'exception des éléments relatifs aux décisions médicales pour lesquelles la personne mineure, le cas échéant, s'est opposée à l'obtention de leur consentement dans les conditions définies aux articles L. 1111-5 et L. 1111-5-1.* »

L'ayant-droit ne dispose pas d'un droit d'accès à l'intégralité du dossier du patient décédé. Il ne peut recevoir communication que des seuls éléments nécessaires à la réalisation de l'objectif poursuivi.

Aucune modification des règles déontologiques ne permet actuellement de changer une attitude basée sur le principe de l'obligation du respect du secret médical après le décès du patient.

B. Sur le rédacteur du certificat post mortem demandé après le décès de l'assuré

Rappel : Le certificat de décès légal est rédigé uniquement par le médecin qui a personnellement constaté le décès.

Un certificat post mortem destiné à faire valoir un droit est souvent réclamé au médecin par les ayants droit, le concubin ou le partenaire lié par un pacte civil de solidarité.

Faute de pouvoir adresser le demandeur au médecin qui a constaté le décès, le médecin traitant pourra rédiger un certificat post mortem avec prudence indiquant, sans autre précision, que le décès résulte d'une cause naturelle ou d'un accident, s'il dispose des éléments dans le dossier médical sur les causes du décès.

S'il s'agit d'une mort violente (suicide, homicide…) il devra renvoyer le demandeur vers les autorités qui avaient requis le médecin pour procéder au constat.

C. Sur l'état antérieur du patient

Il est fréquent que les renseignements demandés par l'assureur portent non pas sur la cause du décès mais sur l'état antérieur du patient. Il incombe à la compagnie d'assurance de vérifier les risques qu'elle prend au moment de la souscription du contrat et elle ne peut, au moment de la réalisation du risque, chercher à s'exonérer de ses obligations[8].

Il n'appartient pas au médecin de répondre à des questions ayant trait au suicide, à l'homicide ou à un fait volontaire de l'assuré. Dans cette situation, le médecin peut répondre aux ayants droit, au concubin ou au partenaire lié par un pacte civil de solidarité, qu'ils peuvent se procurer le procès-verbal de police du constat et l'adresser s'ils le souhaitent à la compagnie d'assurance.

Deux situations peuvent se présenter :

- **Le médecin reçoit directement du médecin de la compagnie d'assurance une demande de renseignements sous forme de questionnaire de santé ou certificat médical à remplir concernant le patient décédé.**

Le médecin, tenu au respect du secret médical, ne peut pas répondre à une telle demande. Aucun texte ne prévoit de secret partagé entre le médecin qui a pris en charge un patient et le médecin d'une compagnie d'assurances.

- **Les ayants droit de la personne décédée, son concubin ou son partenaire lié par un pacte civil de solidarité, transmettent au médecin une demande de renseignements de la compagnie d'assurances sous forme de questionnaire de santé ou certificat médical à remplir.**

Comme il l'a été rappelé supra, le médecin ne peut pas remplir, signer, apposer son cachet ou contresigner ces documents. Néanmoins, les dispositions des articles L.1110-4 et L.1111-7 du code de la santé publique permettent aux

8. A défaut de clause d'exclusion clairement mentionnée dans le contrat, l'assureur est tenu de prendre en charge les suites d'états pathologiques antérieurs, sauf à apporter lui-même la preuve d'une fausse déclaration conformément à l'article 3 de la loi n°89-1009 du 31 décembre 1989 modifiée renforçant les garanties offertes aux personnes assurées contre certains risques.

ayants droit d'une personne décédée, son concubin ou son partenaire lié par un pacte civil de solidarité, sauf volonté contraire exprimée de son vivant, d'accéder aux informations figurant dans son dossier médical, dans la mesure où elles leur sont nécessaires pour :

- faire valoir leurs droits ;
- connaître la cause de la mort ;
- défendre la mémoire du défunt.

Le demandeur doit ainsi justifier de son identité et de sa qualité d'ayant droit, de concubin ou de partenaire lié par un pacte civil de solidarité et préciser par écrit le motif, parmi les trois cités ci-dessus, pour lequel il a besoin d'avoir accès à ces informations.

La motivation doit être circonstanciée pour permettre au médecin de communiquer les seuls éléments du dossier médical nécessaires en rapport avec l'objet de la demande[9].

Cette exigence ne s'applique pas lorsque l'objectif annoncé est de connaître les causes de la mort puisqu'il s'agit d'un objectif qui se suffit à lui-même. En revanche, le demandeur ne pourra pas se contenter d'indiquer qu'il souhaite faire valoir un droit ou défendre la mémoire du défunt.

D. Sur la qualité d'ayant droit et son droit à information

- **Comment justifier de la qualité d'ayant droit ?**

Les ayants droit sont les successeurs légaux du défunt, c'est-à-dire ses héritiers tels que définis à l'article 731 du code civil (cf annexe).

9. Conseil d'Etat, 26 septembre 2005, n° 270234

Les ayants droit peuvent prouver leur qualité par la production d'une copie du livret de famille (pour le conjoint ou les enfants du défunt) ou d'un acte de notoriété délivré par un notaire.

En outre, sont ayants droit les bénéficiaires d'une disposition testamentaire.

Le concubin peut justifier sa qualité[10] en produisant un certificat de vie commune ou de concubinage, délivré par la mairie.

Le partenaire lié par un pacte civil de solidarité peut produire un extrait d'acte de naissance pour justifier de sa qualité (les pacs sont inscrits sur l'acte de naissance de chaque partenaire).

- **Quelles informations peuvent leur être communiquées ?**

L'ayant droit, le concubin ou le partenaire lié par un pacte civil de solidarité n'a pas accès à l'entier dossier médical. Le médecin leur communiquera les seuls éléments du dossier médical nécessaires en rapport avec l'objet de la demande.

Le refus de communication éventuellement opposé à l'ayant droit, au concubin ou au partenaire lié par un pacte civil de solidarité doit être motivé et ne fait pas obstacle à la délivrance d'un certificat médical, « dès lors que ce certificat ne comporte pas d'informations couvertes par le secret médical » (article R. 1111-7 du code de la santé publique).

10. CADA, Conseil 20160797 - Séance du 14/04/2016

E. Cas particulier : les bénéficiaires d'un contrat d'assurance-décès qui n'ont pas la qualité d'ayant droit

Certains bénéficiaires d'un contrat d'assurance-décès n'ont pas la qualité d'ayants droit. Pour ceux-ci, en l'état actuel du droit, et dans l'attente d'éventuelles modifications législatives telles que recommandées par le Défenseur des Droits[11]; un médecin ne peut leur délivrer d'informations couvertes par le secret médical.

Le Conseil d'Etat a rappelé que : *« eu égard à l'objet de ces dispositions relatives aux informations médicales concernant une personne décédée et à la protection que le législateur a entendu conférer au secret médical, la qualité d'ayant droit au sens des dispositions citées ci-dessus de l'article L. 1110-4 du code de la santé publique doit être interprétée comme renvoyant uniquement aux successeurs légaux ou testamentaires définis par les dispositions du titre Ier du livre III du code civil ; que, par suite, la qualité de bénéficiaire d'un contrat d'assurance sur la vie souscrit par une personne décédée n'a pas par elle-même pour effet de conférer à ce bénéficiaire la qualité d'ayant droit au sens des dispositions de l'article L. 1110-4 du code de la santé publique »*[12]

Le Défenseur des droits a émis des recommandations (voir annexe) relatives aux conditions d'accès pour les bénéficiaires de contrat d'assurance sur la vie et pour les sociétés d'assurances, aux informations médicales concernant une personne décédée, ainsi qu'aux conditions matérielles de la garantie de la confidentialité lors de l'envoi de ces éléments médicaux aux sociétés d'assurances.

11. Décision n° MSP 2013-209 du Défenseur des Droits.
12. CE, 30 décembre 2015, n°380409.

F. Cas des assurances annulation de voyage

Pour vérifier la réalité d'un motif médical d'annulation de voyage les compagnies d'assurances réclament souvent aux assurés un certificat médical détaillé.

Dans un arrêt du 18 mars 1986[13], la Cour de cassation a relevé qu'un assuré démontrait son droit à indemnisation par la production de certificats médicaux faisant état d'hospitalisation ou de traitements en cours. Un certificat d'hospitalisation ou de traitement en cours est suffisant et la compagnie d'assurances ne peut exiger davantage. En cas d'hospitalisation, un bulletin de situation peut être demandé à l'administration hospitalière. Depuis cet arrêt est intervenue la loi n° 2002-303 du 4 mars 2002, qui donne au patient ou à ses ayants droit, dans certaines conditions, s'il est décédé, accès au dossier médical.

La situation est différente selon que l'annulation du voyage est le fait de la santé de l'assuré ou de celle d'un proche et, dans ce dernier cas selon que ce proche est vivant ou décédé.

Dans le cas où le malade est l'assuré : il a légalement accès à son dossier médical. Il peut donc s'il le souhaite communiquer au médecin de l'assurance les éléments médicaux nécessaires.

Dans le cas où un proche de l'assuré décède : si l'assuré est un ayant droit, et dans ce cas seulement, il peut là aussi demander communication des éléments du dossier médical nécessaires pour faire valoir ses droits.

13. Civ. 1ère, GAMF c/société Sunair France.

G. Cas des assurances prenant en charge l'incapacité de travail ou l'invalidité

Ce type de contrat dit de prévoyance comporte généralement une clause par laquelle l'assuré s'engage à justifier de sa demande de mise en œuvre du contrat en communiquant les informations en rapport avec l'état de santé à l'origine de son arrêt de travail ou de son invalidité pour permettre au médecin conseil d'apprécier la durée de son indisponibilité.

Les médecins des compagnies d'assurance ne sont autorisés, par aucun texte, à demander des renseignements au médecin traitant, pas plus qu'ils ne sont autorisés à demander une copie de la première page d'un arrêt de travail où figure les éléments d'ordre médical motivant cet arrêt.

En outre, le médecin traitant n'a pas à remplir, signer, apposer son cachet ou contresigner un questionnaire de santé ou un certificat médical détaillé transmis par l'assuré. Au surplus, ces demandes apparaissent comme un processus de contrôle de l'arrêt de travail alors même que sa validité ne peut être remise en cause qu'à l'occasion de contrôles médicaux prévus par la réglementation. L'invalidité des assurés sociaux fait également intervenir, en vertu de la réglementation le service médical de l'assurance maladie.

Il appartient à l'assuré, qui a accès à son dossier médical, de communiquer les éléments médicaux en rapport avec l'état de santé à l'origine de son arrêt de travail ou de son invalidité ainsi que les informations permettant au médecin conseil de l'assurance d'apprécier la durée de son incapacité.

Annexes

1 - Textes légaux

→ Article L.1110-4

I.- Toute personne prise en charge par un professionnel de santé, un établissement ou service, un professionnel ou organisme concourant à la prévention ou aux soins dont les conditions d'exercice ou les activités sont régies par le présent code, le service de santé des armées, un professionnel du secteur médico-social ou social ou un établissement ou service social et médico-social mentionné au I de l'article L. 312-1 du code de l'action sociale et des familles a droit au respect de sa vie privée et du secret des informations la concernant.

Excepté dans les cas de dérogation expressément prévus par la loi, ce secret couvre l'ensemble des informations concernant la personne venues à la connaissance du professionnel, de tout membre du personnel de ces établissements, services ou organismes et de toute autre personne en relation, de par ses activités, avec ces établissements ou organismes. Il s'impose à tous les professionnels intervenant dans le système de santé.

II.- Un professionnel peut échanger avec un ou plusieurs professionnels identifiés des informations relatives à une même personne prise en charge, à condition qu'ils participent tous à sa prise en charge et que ces informations soient strictement nécessaires à la coordination ou à la continuité des soins, à la prévention ou à son suivi médico-social et social.

III.- Lorsque ces professionnels appartiennent à la même équipe de soins, au sens de l'article L. 1110-12, ils peuvent partager les informations concernant une même personne qui sont strictement nécessaires à la coordination ou à la continuité des soins ou à son suivi médico-social et social.

Ces informations sont réputées confiées par la personne à l'ensemble de l'équipe.

Le partage, entre des professionnels ne faisant pas partie de la même équipe de soins, d'informations nécessaires à la prise en charge d'une personne requiert son consentement préalable, recueilli par tout moyen, y compris de façon dématérialisée, dans des conditions définies par décret pris après avis de la Commission nationale de l'informatique et des libertés.

III bis.- Un professionnel de santé, exerçant au sein du service de santé des armées ou dans le cadre d'une contribution au soutien sanitaire des forces armées prévue à l'article L. 6147- 10, ou un professionnel du secteur médico-social ou social relevant du ministre de la défense peuvent, dans des conditions définies par décret en Conseil d'Etat, échanger avec une ou plusieurs personnes, relevant du ministre de la défense ou de la tutelle du ministre chargé des anciens combattants, et ayant pour mission exclusive d'aider ou d'accompagner les militaires et anciens militaires blessés, des informations relatives à ce militaire ou à cet ancien militaire pris en charge, à condition que ces informations soient strictement nécessaires à son accompagnement. Le secret prévu au I s'impose à ces personnes. Un décret en Conseil d'Etat définit la liste des structures dans lesquelles exercent les personnes ayant pour mission exclusive d'aider ou d'accompagner les militaires et anciens militaires blessés.

IV.- La personne est dûment informée de son droit d'exercer une opposition à l'échange et au partage d'informations la concernant. Elle peut exercer ce droit à tout moment.

V.- Le fait d'obtenir ou de tenter d'obtenir la communication de ces informations en violation du présent article est puni d'un an d'emprisonnement et de 15 000 euros d'amende.

En cas de diagnostic ou de pronostic grave, le secret médical ne s'oppose pas à ce que la famille, les proches de la personne malade ou la personne de confiance définie à l'article L. 1111-6 reçoivent les informations nécessaires destinées à leur permettre d'apporter un soutien direct à celle-ci, sauf opposition de sa part. Seul un médecin est habilité à délivrer, ou à faire délivrer sous sa responsabilité, ces informations.

Le secret médical ne fait pas obstacle à ce que les informations concernant une personne décédée soient délivrées à ses ayants droit, son concubin ou son partenaire lié par un pacte civil de solidarité, dans la mesure où elles leur sont nécessaires pour leur permettre de connaître les causes de la mort, de défendre la mémoire du défunt ou de faire valoir leurs droits, sauf volonté contraire exprimée par la personne avant son décès. Toutefois, en cas de décès d'une personne mineure, les titulaires de l'autorité parentale conservent leur droit d'accès à la totalité des informations médicales la concernant, à l'exception des éléments relatifs aux décisions médicales pour lesquelles la personne mineure, le cas échéant, s'est opposée à l'obtention de leur consentement dans les conditions définies aux articles L. 1111- 5 et L. 1111-5-1.

En outre, le secret médical ne fait pas obstacle à ce que les informations concernant une personne décédée nécessaires à la prise en charge d'une personne susceptible de faire l'objet d'un examen des caractéristiques génétiques dans les conditions prévues au I de l'article L. 1130-4 soient délivrées au médecin assurant cette prise en charge, sauf volonté contraire exprimée par la personne avant son décès.

VI.- Les conditions et les modalités de mise en œuvre du présent article pour ce qui concerne l'échange et le partage d'informations entre professionnels de santé, non-professionnels de santé du champ social et médico-social et personnes ayant pour mission exclusive d'aider ou d'accompagner les militaires et anciens militaires blessés sont définies par décret en Conseil d'Etat, pris après avis de la Commission nationale de l'informatique et des libertés.

→ **Article L.1111-7**

Toute personne a accès à l'ensemble des informations concernant sa santé détenues, à quelque titre que ce soit, par des professionnels de santé, par des établissements de santé par des centres de santé, par des maisons de naissance, par le service de santé des armées ou par l'Institution nationale des invalides qui sont formalisées ou ont fait l'objet d'échanges écrits entre professionnels de santé, notamment des résultats d'examen, comptes rendus de consultation, d'intervention, d'exploration ou d'hospitalisation, des protocoles et prescriptions thérapeutiques mis en œuvre, feuilles de surveillance, correspondances entre professionnels de santé, à l'exception des informations mentionnant qu'elles ont été recueillies auprès de tiers n'intervenant pas dans la prise en charge thérapeutique ou concernant un tel tiers.

Elle peut accéder à ces informations directement ou par l'intermédiaire d'un médecin qu'elle désigne et en obtenir communication, dans des conditions définies par voie réglementaire au plus tard dans les huit jours suivant sa demande et au plus tôt après qu'un délai de réflexion de quarante-huit heures aura été observé. Ce délai est porté à deux mois lorsque les informations médicales datent de plus de cinq ans ou lorsque la commission départementale des soins psychiatriques est saisie en application du quatrième alinéa. Lorsque la personne majeure fait l'objet d'une mesure de protection juridique avec représentation relative à la personne, la personne en charge de la mesure a accès à ces informations dans les mêmes conditions. Lorsque la personne majeure fait l'objet d'une mesure de protection juridique avec assistance, la personne chargée de l'assistance peut accéder à ces informations avec le consentement exprès de la personne protégée.

La présence d'une tierce personne lors de la consultation de certaines informations peut être recommandée par le médecin les ayant établies ou en étant dépositaire, pour des motifs tenant aux risques que leur connaissance sans accompagnement ferait courir à la personne concernée. Le refus de cette dernière ne fait pas obstacle à la communication de ces informations.

A titre exceptionnel, la consultation des informations recueillies, dans le cadre d'une admission en soins psychiatriques décidée en application des chapitres II à IV du titre Ier du livre II de la troisième partie du présent code ou ordonnée en application de l'article 706-135 du code de procédure pénale, peut être subordonnée à la présence d'un médecin désigné par le demandeur en cas de risques d'une gravité particulière. En cas de refus du demandeur, la commission départementale des soins psychiatriques est saisie. Son avis s'impose au détenteur des informations comme au demandeur.

Sous réserve de l'opposition prévue aux articles L. 1111-5 et L. 1111-5-1, dans le cas d'une personne mineure, le droit d'accès est exercé par le ou les titulaires de l'autorité parentale. A la demande du mineur, cet accès a lieu par l'intermédiaire d'un médecin.

En cas de décès du malade, l'accès au dossier médical de ce malade des ayants droit, du concubin, du partenaire lié par un pacte civil de solidarité ou du médecin prenant en chargeune personne susceptible de faire l'objet d'un examen des caractéristiques génétiques dans les conditions prévues au I de l'article L. 1130-4 s'effectue dans les conditions prévues aux deux derniers alinéas du V de l'article L. 1110-4.

La consultation sur place des informations est gratuite.

→ Article R1111-7

L'ayant droit, le concubin ou le partenaire lié par un pacte civil de solidarité d'une personne décédée qui souhaite accéder aux informations médicales concernant cette personne, dans les conditions prévues au neuvième alinéa de l'article L. 1110-4, doit préciser, lors de sa demande, le motif pour lequel elle a besoin d'avoir connaissance de ces informations. Le refus d'une demande opposé à cet ayant droit, ce concubin ou ce partenaire lié par un pacte civil de solidarité est motivé.

Ce refus ne fait pas obstacle, le cas échéant, à la délivrance d'un certificat médical, dès lors que ce certificat ne comporte pas d'informations couvertes par le secret médical.

→ Article 731

La succession est dévolue par la loi aux parents et au conjoint successibles du défunt dans les conditions définies ci-après.

→ Article 732

Est conjoint successible le conjoint survivant non divorcé.

→ Article 733

La loi ne distingue pas selon les modes d'établissement de la filiation pour déterminer les parents appelés à succéder.

Les droits résultant de la filiation adoptive sont réglés au titre de l'adoption.

→ Article 734

En l'absence de conjoint successible, les parents sont appelés à succéder ainsi qu'il suit :
1° Les enfants et leurs descendants ;
2° Les père et mère ; les frères et sœurs et les descendants de ces derniers ;
3° Les ascendants autres que les père et mère ;

4° Les collatéraux autres que les frères et sœurs et les descendants de ces derniers. Chacune de ces quatre catégories constitue un ordre d'héritiers qui exclut les suivants.

2 -Décision n° MSP 2013-209 du Défenseur des droits

Recommandations relatives aux conditions d'accès pour les bénéficiaires de contrat d'assurance sur la vie et pour les sociétés d'assurances, aux informations médicales concernant une personne décédée, ainsi qu'aux conditions matérielles de la garantie de la confidentialité lors de l'envoi de ces éléments médicaux aux sociétés d'assurances.

« 1- Le Défenseur des droits recommande aux sociétés d'assurances d'accepter les certificats médicaux établis par le médecin qui a pris en charge le souscripteur, certificat qui fournirait l'ensemble des éléments nécessaires à la société d'assurance pour procéder au règlement de la prestation, sans que cette dernière puisse lui rendre opposable l'utilisation d'un modèle type.

2- Le Défenseur des droits recommande aux sociétés d'assurances de veiller à ce que les informations qu'elle demande soient compatibles avec le respect des règles régissant le secret médical.

3- Le Défenseur des droits recommande aux sociétés d'assurances de s'attacher à respecter avec le plus grand soin les conditions matérielles de la confidentialité dans lesquelles doivent leur être acheminés les plis contenant des informations médicales, qui ne sauraient parvenir qu'à un médecin-conseil destinataire parfaitement identifié sous pli confidentiel ou par tout autre moyen (dématérialisé ou non) garantissant la confidentialité.

Les sociétés d'assurances sont en outre invitées à renseigner dans leurs demandes de transmission de pièces médicales ou renseignements médicaux, les nom et prénom du médecin-conseil qui en sera le seul destinataire.

4- Le Défenseur des droits recommande aux sociétés d'assurance d'adapter leurs demandes de communication d'informations à caractère médical à la qualité du bénéficiaire, et ainsi de s'en abstenir lorsque le bénéficiaire n'est pas en capacité juridique de les obtenir lui-même, spécialement lorsqu'il n'a pas la qualité d'ayant droit au sens de l'arrêté du ministre de la santé du 3 janvier 2007 (JO du 16 janvier 2007 -NOR: SANP0720101A).

5- Le Défenseur des droits recommande au Ministre des Affaires Sociales et de la Santé de mener une réflexion afin que des initiatives soient prises pour remédier dans un délai raisonnable à l'inégalité de traitement existant entre d'une part les bénéficiaires des contrats d'assurance sur la vie n'ayant pas la qualité d'ayants droit du souscripteur et les bénéficiaires des contrats d'assurance sur la vie ayant cette qualité d'ayants droit, seuls les seconds pouvant en l'état bénéficier des dispositions de l'article L.1110-4 du code de la santé publique qui permet de disposer des informations médicales concernant leur auteur décédé, pour faire valoir leurs droits de bénéficiaires du contrat d'assurance sur la vie. Le Défenseur des droits recommande d'étendre cette réflexion aux bénéficiaires d'assurances décès souscrites à l'occasion d'un crédit bancaire pour lesquels plusieurs emprunteurs participent à un achat commun, tel qu'un crédit immobilier, contracté solidairement ou non, par deux ou plusieurs personnes n'ayant pas par l'effet de la loi, vocation à accéder à la qualité d'ayant droit l'une par rapport à l'autre.

6 - Le Défenseur des droits recommande à la Fédération Française des Sociétés d'Assurances de diffuser ces recommandations auprès de l'ensemble de ses membres et plus généralement de mener une réflexion d'harmonisation quant aux exigences relatives tant à la nature des informations médicales exigées qu'à leurs supports, dans un souci de préservation à la fois des exigences des sociétés d'assurances et des règles du respect du secret médical ».

Jurisprudence

Conseil d'Etat :

→ **Conseil d'Etat, 26 septembre 2005, Conseil national de l'Ordre des médecins, n° 270234 :**

« Considérant qu'il résulte des dispositions des articles L. 1110-4 et L. 1111-7 du code de la santé publique citées ci-dessus, éclairées par les travaux parlementaires de la loi du 4 mars 2002 relative aux droits des malades et à la qualité du système de santé dont elles sont issues, que le législateur a entendu autoriser la communication aux ayants droit d'une personne décédée des seules informations nécessaires à la réalisation de l'objectif poursuivi par ces ayants droit, à savoir la connaissance des causes de la mort, la défense de la mémoire du défunt ou la protection de leurs droits ; que les dispositions attaquées, qui prévoient que la communication aux ayants droit peut porter sur l'ensemble des informations figurant dans le dossier médical, méconnaissent ces principes ; que ces dispositions doivent, par suite, être annulées, ainsi que la décision par laquelle le ministre de la santé et de la protection sociale a refusé de les retirer ».

Cour de cassation :

→ **Civ. 1ère, 18 mars 1986, n°84-15702 :**

« Sauf dans les cas où sa révélation est permise ou imposée par la loi, le secret médical doit être observé à l'égard des tiers, en particulier quand ils en demandent la révélation par l'intermédiaire du malade lui-même. Est, dès lors, légalement justifiée la décision d'une Cour d'appel qui statuant dans un litige relatif à l'exécution d'un contrat d'assurance garantissant le remboursement de frais d'annulation de voyage, ainsi que des frais de retour ou de prolongation de séjour consécutifs à une maladie ou à un accident- déclare nulle comme étant contraire à l'obligation au secret médical une clause dudit contrat d'assurance obligeant l'assuré à produire un certificat médical « précisant la nature et la gravité de la maladie ou de l'accident ainsi que des conséquences prévisibles» ».

→ **Civ.1ère, 12 janvier 1999, n° 96-20580 :**

Viole le secret médical le médecin conseil d'une compagnie d'assurance qui transmet à cette compagnie une lettre que le médecin traitant d'un assuré lui avait adressée à la demande de la veuve de cet assuré, mais sous réserve de confidentialité.

« Attendu qu'en statuant ainsi alors que la remise de la lettre du médecin traitant à la compagnie La Mondiale procédait d'une violation du secret médical commise par son médecin conseil, qui ne pouvait révéler à son mandant des renseignements qu'il avait reçus de son confrère, de sorte que cette lettre devait être écartée des débats, la cour d'appel a violé les textes susvisés ».

→ **Civ. 1ère, 6 janvier 1998 n° 95-19902 et n° 96-16721:**

« Justifie légalement sa décision d'écarter le rapport établi par le médecin-conseil d'un assureur la cour d'appel qui relève que ce rapport procède d'une violation du secret médical, dès lors qu'il contient des renseignements reçus du médecin traitant de l'assuré, qui était tenu au secret médical.»

→ **Civ. 1ère, 29 octobre 2002, n° 99-17187 :**

« Attendu qu'ayant constaté que l'assureur avait subordonné sa garantie à la production d'un certificat médical indiquant «si possible» la nature de la maladie ayant entraîné le décès et que l'assuré avait, en acceptant la divulgation de certains éléments le concernant, renoncé lui-même et par avance au secret médical, la cour d'appel en a exactement déduit que ses ayants droit faisaient échec à l'exécution du contrat en refusant de communiquer les éléments nécessaires à l'exercice des droits qu'ils revendiquaient et, notamment, pour établir leur allégation d'un décès en dehors d'une maladie par l'avis du seul professionnel qualifié, qu'est le médecin ; que la cour d'appel a ainsi, sans inverser la charge de la preuve légalement justifié sa décision.»

→ **Civ. 1ère, 15 juin 2004, n° 01-023387, Civ. 1ère, 7 décembre 2004, n° 02-12539, Civ. 1ère, 11 juin 2009, n° 08-12742:**

« Attendu, cependant, que si le juge civil a le pouvoir d'ordonner à un tiers de communiquer à l'expert les documents nécessaires à l'accomplissement de sa mission, il ne peut, en l'absence de disposition législative spécifique, contraindre un établissement de santé à lui transmettre des informations couvertes par le secret sans l'accord de la personne concernée ou de ses ayants droit, le secret médical constituant un empêchement légitime que l'établissement de santé a la faculté d'invoquer ; qu'il appartient au juge saisi sur le fond d'apprécier, en présence de désaccord de la personne concernée ou de ses ayants droit, si celui-ci tend à faire respecter un intérêt légitime ou à faire écarter un élément de preuve et d'en tirer toute conséquence quant à l'exécution du contrat d'assurance. »

5. Notice explicative du modèle de certificat médical initial en cas de violence sur personne majeure (CNOM)

Notice explicative du certificat médical

établi sur demande du de la - patient - e

L'établissement du certificat médical fait partie des missions du médecin. Le médecin qui rédige un certificat conforme au modèle proposé n'encourt aucune sanction disciplinaire. (Article 226-14 du CPP)
Lorsqu'il est sollicité, le médecin ne peut se soustraire à une demande d'établissement de certificat médical émanant d'une victime. Le médecin **remet l'original du certificat directement à la victime examinée**, et en aucun cas à un tiers (le conjoint est un tiers). Il **conserve un double** dans le dossier.

A - LES FAITS OU LES COMMEMORATIFS

Noter les dires spontanés de la victime sur le mode déclaratif ET entre guillemets notamment sur le contexte et la nature des faits, l'identité déclaré avec l'auteur des faits, etc. Le médecin ne doit faire aucun jugement ni aucune interprétation.

A titre d'exemple X dit avoir victime de « ..... », La victime déclare« ..... », « Selon les dires de la victime... »).

B - LES DOLEANCES

Noter de façon exhaustive et entre guillemets, les symptômes exprimés par la victime **en utilisant** *ses mots notamment les troubles du sommeil, cauchemars, troubles des conduites alimentaires*, anxiété, conduites d'évitement, conduites addictives, céphalées, insomnies, douleurs digestives, pulmonaires ou dorsales, troubles gynécologiques...

C - L'EXAMEN CLINIQUE

Le médecin ne se prononce pas sur la réalité des faits, ni sur la responsabilité d'un tiers. Il **ne détermine pas** non plus **si les violences sont volontaires ou non.**

Il **décrit** avec précision et sans ambiguïté dans cette rubrique **les signes cliniques des lésions et les signes neurologiques, sensoriels et psychocomportementaux constatés.**

Sur le plan physique

- Préciser les ecchymoses, plaies franches, plaies contuses, fractures, morsures avec leur taille, couleur, localisation. Pensez à examiner les zones saillantes : coudes, genoux, paume des mains, fesses
- Mentionner des éléments cliniques négatifs si cela est utile;
- Prendre des photos ou réaliser un schéma anatomique car les certificats sont destinés aux autorités judiciaires qui n'ont pas de connaissance de l'anatomie et des termes médicaux ;
- Prescrire des examens complémentaires si nécessaire (radiographie et consultations spécialisées) qui pourront modifier les conclusions et le mentionner expressément ;
- Décrire la gêne fonctionnelle à savoir la gêne pour accomplir les actes usuels de la vie (se laver, s'habiller, s'alimenter, se déplacer, nécessité de prise d'antalgique en raison des douleurs ...)

Sur le plan psychique :

Le médecin recherche et décrit l'état psychique de la victime et de son comportement au cours de la consultation et plus particulièrement des symptômes fréquents et/ou spécifiques en cas de violences notamment : des **troubles anxio-dépressifs** (des idées suicidaires), des **troubles alimentaires** et **de la sexualité, des conduites addictives et à risque, des troubles somatiques liés au stress, des symptômes d'hyperactivation neuro-végétatives** (hypervigilance, sursauts, insomnies, palpitations, irritabilité, troubles de la concentration...), des **symptômes dissociatifs** (déconnection émotionnelle, d'être spectateur détaché des événements, de dépersonnalisation, désorientation, confusion, amnésie) **une détresse émotionnelle péri-traumatique** (reviviscences sensorielles et émotionnelles des violences, flashbacks, cauchemars).

D - ETAT ANTERIEUR

- Ne mentionner que les antécédents qui pourraient interférer avec les lésions traumatiques.
- Rappeler les constatations faites au cours de précédentes consultations en lien avec les faits exposés : cicatrices antérieures, douleurs antérieures de la zone atteinte, antécédents chirurgicaux.

E - L'ITT, INCAPACITE TOTALE DE TRAVAIL (facultatif)

Définition :

L'incapacité ne concerne pas le travail au sens habituel du mot, mais **la durée de la gêne notable dans les activités quotidiennes et usuelles de la victime** notamment : manger, dormir, se laver, s'habiller, sortir pour faire ses courses, se déplacer, jouer (pour un enfant). A titre d'exemples : la perte des capacités habituelles de déplacement, des capacités habituelles de communication, de manipulation des objets, altération des fonctions supérieures, la dépendance à un appareillage ou à une assistance humaine. La période pendant laquelle une personne est notablement gênée pour se livrer à certaines des activités précitées est une période d'incapacité.

L'ITT est une notion **pénale** qui, même si elle n'est pas le seul critère que les parquets prennent en compte, permettra la qualification des faits (contravention, délit ou crime), l'orientation de la procédure et la peine encourue. **Les violences intra familiales sont des délits quelle que soit la durée de l 'ITT** (art. 222-13 C. pén.) en raison de la qualité de l'auteur.

L'ITT diffère de l'incapacité temporaire totale (ITT civile) ou Déficit fonctionnel temporaire total (DFTT) qui, au **civil**, correspond à la période, **indemnisable**, pendant laquelle la victime va se trouver empêchée de jouir de ses pleines capacités (périodes d'hospitalisation en règle).

❗ La détermination de l'ITT peut être difficile. C'est pourquoi, cette ITT **pourra être fixée ultérieurement par un médecin légiste sur la base des signes cliniques des lésions physiques et du retentissement psychologique décrits avec minutie dans le certificat médical**

Si vous décidez de la déterminer, quelques recommandations-précautions :

- Ecrire en toutes lettres, en la justifiant par une description précise des troubles fonctionnels.
- Pour les violences psychologiques à l'origine de symptômes psychologiques mais qui n'entraînent pas de gênes fonctionnelles dans les actes de la vie quotidienne, il peut être utile de préciser néanmoins, en quoi ils altèrent les conditions et la qualité de vie de la personne.
- PRECISER SYSTEMATIQUEMENT **« Sous réserve de complications ultérieures ».**

DATER ET SIGNATURE DU MEDECIN

Le certificat doit être daté du jour de sa rédaction, même si les faits sont antérieurs.

Une posture professionnelle adaptée pour la prise en charge des femmes victimes de violences

Au-delà du certificat médical, le médecin doit délivrer un certain nombre de conseils et d'informations notamment :

- *affirmer clairement que les violences sont interdites par la loi et que les actes de violence relèvent de la seule responsabilité de son auteur ;*
- *conseiller à la patiente de se rendre, en cas d'urgence, dans les locaux des services de police ou de gendarmerie, ou encore d'appeler le 17 qui permet de joindre ces services (ou le 112 d'un téléphone portable) ;*
- *inviter la victime à appeler le 3919 (Violences femmes info), numéro gratuit d'écoute et d'information anonyme et qui n'est pas repérable sur les factures et les téléphones;*
- *informer la victime de l'existence d'associations d'aide aux victimes ;*
- *informer la victime de la possibilité de porter plainte ;*
- *évaluer le danger : présence d'arme, menace de mort, tentative de strangulation, idée suicidaire*
- *proposer une nouvelle consultation dans un délai court*

Ordre National des Médecins
Conseil National de l'Ordre

A dire à la patiente victime
«Vous n'y êtes pour rien»
«L'agresseur est le seul responsable ».
« La loi interdit les violences»
« Vous pouvez être aidée »
« Appelez le *3919* pour être informée de vos droits et connaitre les associations d'aide près de chez vous»
« Je vous donne un nouveau rendez-vous »

Pour en savoir plus, visitez le site stop-violences-femmes.gouv.fr rubrique «Je suis un-e professionnel-l-e »

Document d'information AERAS

destination des personnes souscrivant un contrat d'assurance en relation avec un emprunt entrant dans le cadre de la Convention AERAS (s'assurer et emprunter avec un risque aggravé de santé)
Mars 2022

Afin de faciliter l'accès à l'assurance et au crédit des personnes présentant un risque aggravé de santé (personnes ayant été atteintes d'un cancer, mais également d'autres pathologies), la Convention AERAS met en place des dispositifs permettant d'améliorer la prise en compte par les assureurs des avancées thérapeutiques pour les personnes atteintes ou ayant été atteintes de certaines pathologies :

- D'une part, pour les prêts à la consommation affectés ou dédiés, les prêts professionnels pour l'acquisition de locaux et/ou de matériels, les prêts immobiliers, par la mise en place d'un « droit à l'oubli » permettant aux personnes ayant été atteintes d'un cancer ou d'une hépatite virale C de ne plus avoir à le déclarer, sous certaines conditions à remplir au moment de contracter une assurance emprunteur ;
- D'autre part, pour les prêts professionnels pour l'acquisition de locaux et/ou de matériels, les prêts immobiliers, par la mise en place d'une grille de référence AERAS qui définit :
  - les caractéristiques des pathologies (définition précise) et les délais au-delà desquels aucune majoration de tarif (surprime) ni exclusion de garantie ne sera appliquée pour certaines pathologies aux personnes qui en ont souffert ;
  - des taux de surprimes maximaux applicables par les assureurs, pour certaines pathologies qui ne permettent pas aux personnes qui en souffrent d'accéder à une assurance emprunteur à un tarif standard.

Il est recommandé aux personnes souhaitant vérifier si elles peuvent bénéficier de ces dispositions de se rapprocher de leur médecin connaissant leur pathologie.

1. Non déclaration d'une ancienne pathologie cancéreuse ou d'une ancienne hépatite virale C : le « droit à l'oubli » pour tous les crédits entrant dans le champ de la Convention

1.1 Le dispositif s'applique lorsque deux conditions sont réunies :

- les contrats d'assurance couvrent les prêts à la consommation affectés ou dédiés, les prêts professionnels pour l'acquisition de locaux et/ou de matériels, les prêts immobiliers ;
- le terme des contrats doit intervenir avant le 71ème anniversaire de l'emprunteur.

1.2 Vous pourrez bénéficier des dispositions du « droit à l'oubli » si vous avez été atteint d'une maladie cancéreuse ou d'une hépatite virale C sous réserve que :

- la date de fin du *protocole thérapeutique*[1] remonte à plus de 5 ans au jour de votre demande d'assurance ;
- **et** qu'il n'a pas été constaté de *rechute*[2] de votre maladie.

Les autres pathologies et facteurs de risque, les situations actuelles d'incapacité, d'invalidité ou d'inaptitude au travail, en lien ou non avec l'affection relevant du droit à l'oubli, sont à déclarer à l'assureur en réponse au questionnaire de santé et pourront faire l'objet d'une décision adaptée ou d'une tarification en tant que telle. Les conséquences de la maladie cancéreuse, de l'hépatite virale C ou celles des traitements, notamment les effets secondaires, ne sont pas couvertes par le Droit à l'oubli et doivent donc être déclarées à l'assureur.
→ **Vos droits : Si vous répondez aux conditions médicales mentionnées au 1.2, vous n'avez pas à déclarer votre antécédent de maladie cancéreuse ou d'hépatite virale C et vous bénéficiez d'une assurance sans aucune surprime ni exclusion de garantie concernant cet antécédent. Vous n'avez donc pas à transmettre d'informations, relatives aux maladies cancéreuses ou à l'hépatite virale C, mentionnées au 1.2 dans le cadre de votre recherche d'assurance emprunteur. Toutefois, si vous en transmettiez par erreur, le service médical de l'assureur ne les prendra pas en compte dans son évaluation du risque.**

[1] **Ce que l'on entend par « date de fin du protocole thérapeutique »** : *il s'agit de la date de la fin du traitement actif du cancer ou de l'hépatite virale C, en l'absence de rechute, par chirurgie, radiothérapie chimiothérapie ou traitements antiviraux effectués en structure autorisée, à laquelle plus aucun traitement n'est nécessaire hormis la possibilité d'une thérapeutique persistante de type hormonothérapie ou immunothérapie.*
[2] **Ce que l'on entend par « rechute »** : *il s'agit de toute nouvelle manifestation médicalement constatée du cancer ou de l'hépatite virale C, qu'elle le soit par le biais d'un examen clinique, biologique ou d'imagerie.*

2. Déclaration des états de santé : la grille de référence AERAS

2.1 Le dispositif s'applique lorsque trois conditions sont réunies :

- les contrats d'assurance couvrent les prêts professionnels pour l'acquisition de locaux et/ou de matériels, les prêts immobiliers ;
- il s'agit soit de contrats relatifs aux opérations de prêts immobiliers ayant pour objet l'acquisition d'une résidence principale dont la part assurée n'excède pas 320 000€, sans tenir compte des crédits relais; soit de ceux relatifs à un encours cumulé de prêts dont la part assurée n'excède pas 320 000€ pour les autres cas de prêts immobiliers et de prêts professionnels pour l'acquisition de locaux et/ou de matériels ;
- le terme des contrats doit intervenir avant le 71ème anniversaire de l'emprunteur.

2.2 Les conditions permettant de bénéficier de la grille de référence AERAS

Vous devez déclarer les informations relatives à votre état de santé à votre assureur et l'assurance est accordée suivant les modalités suivantes :

a) Accès à l'assurance emprunteur dans des conditions standard :

- La grille de référence établit la liste de pathologies, cancéreuses ou autres, y compris chroniques, répondant à des critères précis, pour lesquelles les données de la science disponibles permettent de préciser les conditions d'accès à des délais inférieurs à ceux du « droit à l'oubli » au-delà desquels aucune majoration de tarifs ni exclusion de garantie ne sera appliquée du fait de cet antécédent médical à déclarer ;
- Elle précise la date de référence à partir de laquelle ces délais courent : fin du protocole thérapeutique[3] (pathologies cancéreuses, hépatite virale C) ou date de référence adaptée à chaque type de pathologie.
- Pour ces pathologies, l'emprunteur est informé par l'assureur de l'acceptation aux conditions standard.

→ **Vos droits : aucune surprime ni exclusion de garantie liée à cet antécédent ne vous est appliquée si vous remplissez les conditions déterminées par cette grille et celles mentionnées au 2.1.**

b) Accès à une assurance emprunteur dans des conditions se rapprochant des conditions standard :

- La grille de référence liste les pathologies, cancéreuses ou autres, y compris chroniques pour lesquelles les données de la science disponibles permettent de préciser, par garantie (par exemple : décès, incapacité, invalidité), les critères d'accès à ces conditions d'assurance et les taux de surprimes maximaux applicables ;
- Pour ces pathologies, l'emprunteur est informé par l'assureur de la tarification standard de la prime et peut ainsi apprécier le niveau de la surprime appliquée.

→ **Vos droits : le taux de surprime qui vous est appliqué du fait de l'antécédent figurant dans la grille de référence ne peut dépasser le plafond fixé par cette grille si vous remplissez les conditions mentionnées au 2.1 et les critères d'accès.**

L'application de la grille de référence est évaluée par le service médical de l'assureur qui a la possibilité de demander des informations complémentaires au candidat à l'assurance afin de pouvoir vérifier les critères définis par la grille de référence.

3. Évolution du « droit à l'oubli » et du contenu de la grille de référence AERAS

Les dispositions prévues pour le « droit à l'oubli » comme celles figurant dans la grille de référence AERAS sont enrichies pour tenir compte des progrès thérapeutiques et des données de santé disponibles pour certaines pathologies. Les mises à jour régulières de cette grille de référence sont mises en ligne et donc consultables sur le site internet de la Convention AERAS, www.aeras-infos.fr

[3] ***Ce que l'on entend par « date de fin du protocole thérapeutique »** : il s'agit de la date de la fin du traitement actif du cancer ou de l'hépatite virale C, en l'absence de rechute (toute nouvelle manifestation médicalement constatée du cancer ou de l'hépatite virale C, qu'elle le soit par le biais d'un examen clinique, biologique ou d'imagerie), par chirurgie, radiothérapie chimiothérapie ou traitements antiviraux effectués en structure autorisée, à laquelle plus aucun traitement n'est nécessaire hormis la possibilité d'une thérapeutique persistante de type hormonothérapie ou immunothérapie.*

Le « droit à l'oubli » concerne actuellement les personnes souhaitant emprunter et ayant été atteintes d'un cancer (quels qu'en soient la localisation et le type histologique) découvert avant l'âge de 21 ans, 5 ans après la fin du protocole thérapeutique[1] et en l'absence de rechute[2], et aux personnes ayant été atteintes par un cancer après l'âge de 21 ans, 10 ans après la fin du protocole thérapeutique[1] et en l'absence de rechute[2]. Les bénéficiaires de ce dispositif n'ont pas à déclarer cet antécédent à leur assureur. Si celui-ci a été déclaré, alors les propositions d'assurance ne comprennent ni exclusion de garanties ni surprime au titre de cet antécédent. Les autres pathologies et facteurs de risque, les situations actuelles d'incapacité, d'invalidité ou d'inaptitude au travail, en lien ou non avec l'affection relevant du droit à l'oubli, sont à déclarer à l'assureur en réponse au questionnaire de santé et pourront faire l'objet d'une décision adaptée ou d'une tarification en tant que telle.

Pour les personnes qui ne relèvent pas du « droit à l'oubli », la Convention AERAS met en place, qu'il s'agisse de cancers ou d'autres pathologie, une grille de référence dans le but de faciliter l'accès à l'assurance emprunteur pour un certain nombre de pathologies listées.

Grille de référence : conditions d'accès à une assurance emprunteur dans le cadre des titres III, IV et VI 1) de la Convention AERAS. Edition de mars 2021

Cette grille est proposée par un groupe de travail paritaire (médecins d'assurance, représentants d'associations, agences de l'Etat travaillant dans les différents domaines abordés), elle résulte de l'examen des données scientifiques les plus récentes, présentant le meilleur niveau de preuve disponible. Elle est ensuite soumise à l'approbation de la Commission de suivi et de propositions AERAS. Cette grille a vocation à évoluer dans le temps au fur et à mesure des travaux du groupe, et de la publication de données scientifiques conduisant à la prise en compte des innovations thérapeutiques.

Pour que vous puissiez bénéficier de ce dispositif :

- Votre demande d'assurance doit concerner des prêts immobiliers ou des prêts professionnels destinés à l'acquisition de locaux et/ou matériel ;

- Votre demande d'assurance porte sur :
  - Un financement immobilier en lien avec votre résidence principale dont la part assurée, hors prêt relais, n'excède pas 320 000 € ;
  - Un financement professionnel ou immobilier sans lien avec votre résidence principale dont la part assurée n'excède pas 320 000 € après avoir pris en compte, s'il y a lieu, la part assurée des capitaux restant dus au titre de précédentes opérations de crédit de toute nature pour lesquelles le même assureur délivre déjà sa garantie.

- Votre demande concerne un contrat d'assurance qui arrivera à échéance avant votre 71ème anniversaire.

La grille de référence se divise comme suit :

- La partie I du tableau (en trois colonnes) concerne les personnes ayant souffert de pathologies, déclarées à l'assureur mais qui n'entraîneront ni surprime ni exclusion de garanties, si elles satisfont aux conditions cumulatives de la grille en termes de stade d'évolution au temps du diagnostic, de conduite du traitement, et après une durée d'observation sans rechute, précisée dans la colonne « Délai d'accès à compter de la fin du protocole thérapeutique et sans rechute ».

- La partie II (en quatre colonnes) traite des situations de personnes souffrant d'une pathologie déclarée à l'assureur, et définie de façon précise par des critères biologiques, des conditions de diagnostic, de traitement et de suivi, pour lesquelles une assurance sera proposée avec un taux de surprime maximum du fait de cette pathologie. Pour ces situations, des limitations de garantie pourront également s'appliquer. Une assurance sera proposée dans ces conditions après une période de traitement et de suivi de durée déterminée par la grille. Les conditions d'assurabilité figurent dans la colonne « Détail des conditions d'acceptation par garantie et surprime maximale applicable par l'assureur ».

Il vous est recommandé de vérifier que vous pouvez bénéficier des conditions d'accès à l'assurance telles que définies par la grille de référence auprès de votre médecin, afin de valider si votre pathologie passée ou présente répond bien aux critères précis énumérés dans la grille.

[1] Ce que l'on entend par « date de fin du protocole thérapeutique » : il s'agit de la date de la fin du traitement actif du cancer, en l'absence de rechute, par chirurgie, radiothérapie chimiothérapie effectuées en structure autorisée, à laquelle plus aucun traitement n'est nécessaire hormis la possibilité d'une thérapeutique persistante de type hormonothérapie ou immunothérapie
[2] Ce que l'on entend par « rechute » : il s'agit de toute nouvelle manifestation médicalement constatée du cancer, qu'elle le soit par le biais d'un examen clinique, biologique ou d'imagerie.

Partie I :
Pathologies <u>à déclarer à l'assureur</u> lors du remplissage du questionnaire de santé sous peine de sanction *(conformément aux Codes des assurances ou de la mutualité)* ***et qui permettent l'accès à l'assurance à des conditions d'acceptation <u>sans surprime ni exclusion</u> si elles répondent aux critères ci-dessous.***

Types de pathologies	Types histologiques et stades de référence - stades pré-thérapeutiques retenus par la réunion de concertation pluridisciplinaire (RCP)(1)	Délai d'accès à compter de la fin du protocole (2) thérapeutique et sans rechute
Cancers du testicule	Séminomes purs, stade I Séminomes purs, stade II Tumeurs non-séminomateuses ou mixtes, Stade I et II	3 ans 6 ans 6 ans
Cancers du sein *in situ*	Carcinome lobulaire ou canalaire ***in situ*** strict sans caractère micro-infiltrant Traitement selon le consensus HAS/INCa réalisé Carcinome canalaire ***in situ*** présentant lors de l'exérèse chirurgicale une ou plusieurs zones de micro-invasion (rupture de la membrane basale) n'excédant pas 1 mm (dans le plus grand axe) **et** dont l'exploration axillaire (ganglion sentinelle ou curage axillaire) ne montre pas d'envahissement du ou des ganglions prélevés Traitement selon le consensus HAS/INCa réalisé	1 an
Cancers du sein Infiltrants	• Carcinome lobulaire ou canalaire infiltrant • Stade I* [pT1N0M0] - Plus grand diamètre tumoral ≤ 20 mm - Absence d'envahissement ganglionnaire ou seule présence de cellules isolées ≤ 0,2mm - Absence de métastases à distance • Grade SBR I et II	7 ans
Mélanome de la peau	Mélanome in situ pur sans caractère micro-infiltrant ou de niveau I de Clark - Exérèse complète - Absence de syndrome des nævi dysplasiques	1 an
Cancer du col de l'utérus	Classe CIN III (ou HSIL) ou ***in situ*** pur sans caractère micro-infiltrant Application d'un traitement de référence en vigueur au moment de la prise en charge et une surveillance selon recommandations HAS	1 an
Cancers du rein	- Carcinome du rein à cellules claires diagnostiqué après l'âge de 50 ans, classé T1N0M0 grade de Führman 1 et 2 - Carcinome du rein à cellules chromophobes, classé T1N0M0	8 ans 5 ans

*** selon la classification de l'AJCC de 2018**

(1) Types histologiques et stades de référence - stades pré-thérapeutiques retenus par la réunion de concertation pluridisciplinaire déterminés comme suit :

- en cas de chirurgie première, par le compte-rendu anatomopathologique définitif et le bilan d'extension initi définissant un stade « p »TNM
- dans les autres cas, par les données d'imagerie initiales et le bilan d'extension initial définissant un stade « c »TNM ou « u / us »TNM

(2) Un traitement d'entretien peut avoir été institué à la suite du protocole thérapeutique, sans influence sur le délai d'accès.
L'Herceptine pouvant faire partie d'un protocole thérapeutique initial ou d'un traitement d'entretien, n'est pas prise en compte.

Il est rappelé ici que les conditions d'accès à une assurance emprunteur sur la base des délais mentionnés ci-dessus sont conditionnées à l'absence d'autres facteurs de risques ou pathologies existantes.

Type de pathologie	Types histologiques et stades de référence - stades pré-thérapeutiques retenus par la réunion de concertation pluridisciplinaire (RCP) (1)	Délai d'accès à compter de la fin du protocole thérapeutique et sans rechute
Cancers du côlon et du rectum	Stade Tis (stade 0) : - Plus de 50 ans au diagnostic Stade I : T1N0M0 : - Plus de 50 ans au diagnostic - Type histologique : adénocarcinome Stade I : T2N0M0 : - Plus de 50 ans au diagnostic - Type histologique : adénocarcinome	1 an 4 ans 8 ans
Cancers de la thyroïde	Papillaire/vésiculaire, < 45 ans au diagnostic, stade I Papillaire/vésiculaire, 45 ans ou plus au diagnostic, stade I ou II Papillaire/vésiculaire, 45 ans ou plus au diagnostic, stade III	3 ans 3 ans 6 ans
Lymphomes hodgkiniens	Lymphomes hodgkiniens classés stade 1A après une période de suivi post-thérapeutique Lymphomes hodgkiniens classés stades 1B et 2A après une période de suivi post-thérapeutique	6 ans 8 ans
Leucémie aigue promyélocytaire / LAP / LAM3	- Quel que soit le nombre de leucocytes au diagnostic - Traitement réalisé	3 ans
Hépatite virale C	Score de fibrose initiale inférieur ou égal à F2 confirmé par au moins 2 tests non-invasifs ou par examen histologique - Réponse virale soutenue quel que soit le traitement - Pas d'épisodes antérieurs d'infection par le VHC - Pas de co-infection par le VIH, le virus de l'hépatite B Echographie hépatique normale, sans dysmorphie ni stéatose.	48 semaines

(1) Types histologiques et stades de référence - stades pré-thérapeutiques retenus par la réunion de concertation pluridisciplinaire déterminés comme suit :

- en cas de chirurgie première, par le compte-rendu anatomopathologique définitif et le bilan d'extension initial définissant un stade « p »TNM

- dans les autres cas, par les données d'imagerie initiales et le bilan d'extension initial définissant un stade « c »TNM ou « u / us»TNM

Il est rappelé ici que les conditions d'accès à une assurance emprunteur sur la base des délais mentionnés ci-dessus sont conditionnées à l'absence d'autres facteurs de risques ou pathologies existantes

Partie II :

Pathologies <u>à déclarer à l'assureur</u> lors du remplissage du questionnaire de santé sous peine de sanction** (conformément aux Codes des assurances et de la mutualité) **et qui permettent l'accès à l'assurance à des conditions d'acceptation <u>se rapprochant des conditions standard (avec une surprime plafonnée, applicable par les assureurs)</u> si elles répondent aux critères énoncés ci-dessous.

Types de pathologies	Définition précise	Délai d'accès à compter du diagnostic	Détail des conditions d'acceptation par garantie et surprime maximale applicable par l'assureur
Infection par le VIH	- Charge virale indétectable un an après instauration du traitement - CD4 ≥ 500/mm^3 et charge virale indétectable dans les 24 derniers mois précédant la souscription ; - absence d'infection opportuniste en cours ; - absence de co-infection actuelle par le VHB ou VHC ; - absence de co-infection passée par le VHC, sans stade de fibrose strictement supérieurs à F2 ; - absence de maladie coronarienne et d'AVC ; - absence de cancer en cours, ou dans les antécédents notés dans les 10 années antérieures ; - absence de tabagisme actif ; - traitement débuté après janvier 2005. Bilan biologique de moins de 6 mois avec résultats dans les normes du laboratoire : - hépatique (transaminases ALAT, ASAT, GGT) ; - fonction rénale (DFG) ; - contrôle de la glycémie à jeun, bilan lipidique (exploration d'une anomalie lipidique) ; - dosage de la cotinine urinaire négatif. Marqueurs viraux : - marqueurs VHB : Ag HBs négatif, ADN viral négatif ; - marqueurs VHC : ARN viral négatif, avec recul de 48 semaines.	2 ans	- <u>Décès et PTIA</u> : surprime plafonnée à 100% - <u>GIS</u> : surprime plafonnée à 100% Durée entre début de traitement et fin du contrat d'assurance emprunteur : plafonnée à 35 ans. Durée maximale de couverture du prêt fixée à 25 ans.

Il est rappelé ici que les conditions d'accès à une assurance emprunteur sur la base des surprimes mentionnées ci-dessus sont conditionnées à l'absence d'autres facteurs de risques ou pathologies existantes

Type de pathologie	Définition précise	Délai d'accès à l'assurance	Détail des conditions d'acceptation par garantie et surprime plafonnée applicable par l'assureur
Hépatite virale chronique à VHC Score de fibrose à F3	Score de fibrose au début du traitement égal à F3 : - Avec les résultats suivants de : o Fibroscan : 9,5 à 12,5 kPa o Fibrotest : 0,59 à 0,72 o Fibromètre : 0,72 à 0,84 - Réponse virale soutenue, quel que soit le type de traitement ; - Absence d'épisodes antérieurs d'infection par le VHC ou de carcinome hépatocellulaire (CHC) ; - Absence de co-infection par les virus : VIH, VHB ; - Absence d'évolution vers une cirrhose ; - Absence de manifestation extra-hépatique résiduelle de l'hépatite C (lymphome, cryoglobulinémie mixte, vascularite systémique, glomérulonéphrite membrano-proliférative, neuropathies périphériques, polyarthrites inflammatoires) ; - Echographie hépatique de moins de 6 mois sans signe de stéatose ; - Bilan biologique de moins de 6 mois : ASAT, ALAT, Gamma GT normales, numération des plaquettes $\geq$ 150 000/mm3, TP $\geq$ 80%, albuminémie $\geq$ 40g/l, alphafoetoprotéinémie < 10 ng/ml.	48 semaines à compter de la fin du traitement	- <u>Décès et PTIA</u> : surprime plafonnée à 125% - <u>GIS</u> : non proposée
Astrocytome pilocytique	- Age au diagnostic : ≥ 21 ans et ≤ 60 ans - Histologie : astrocytome pilocytique de grade I uniquement - Traitement : chirurgie exclusive avec exérèse complète de la tumeur	4 ans à compter de la chirurgie	- <u>Décès et PTIA</u> accordées sans surprime - <u>GIS</u> accordée sans surprime sous réserve de l'absence de complications ou séquelles

est rappelé ici que les conditions d'accès à une assurance emprunteur sur la base des surprimes mentionnées ci-dessous sont onditionnées à l'absence d'autres facteurs de risques ou pathologies existantes.

Types de pathologies	Définition précise	Délai d'accès	Détail des conditions d'acceptation par garantie et surprime maximale applicable par l'assureur
Leucémie myéloïde chronique (LMC)	- Traitement en cours - Transcrit bcr-abl strictement indétectable avec les techniques de détection en vigueur au jour de la souscription, et durant une période de 36 mois continus précédant la souscription avec les techniques validées en vigueur sur cette période	5 ans à compter du diagnostic	- Décès et PTIA surprime plafonnée à 150% - GIS : surprime plafonnée à 150 %
Leucémie de Burkitt / lymphome de Burkitt / LAL3	- Age ≤ 60 ans - Performance Status (définition de l'OMS) 0 ou 1 - Traitement réalisé	5 ans à compter du diagnostic	- Décès et PTIA surprime plafonnée à 50% - GIS : surprime plafonnée à 50%
Mucoviscidose	1) Conditions *cumulatives* de base : - Age ≥ 18 ans et ≤ 40 ans - Non-transplanté - Indice de masse corporelle, IMC ≥ 17 kg/m² - VEMS ≥ 25% de la valeur théorique - Absence de diabète - Absence de pneumothorax dans l'année écoulée - Absence de colonisation à Burkholderia cepacia - Absence de colonisation à Mycobactérie atypique - Corticothérapie systémique pendant < (moins de) 3 mois dans l'année écoulée - Absence d'oxygénothérapie de longue durée[1] - Absence de ventilation non-invasive de longue durée[2] 2) Conditions *complémentaires* aux précédentes : - Soit : Absence de colonisation à P. aeruginosa, - Soit : colonisation à P. Aeruginosa *mais* absence d'insuffisance pancréatique exocrine	Pour une durée de prêt de 10 ans maximum	- Décès avec une surprime plafonnée à 400% - PTIA et GIS : non proposées

[1] L'oxygénothérapie de longue durée quotidienne consiste en une administration quotidienne d'oxygène pendant une durée supérieure ou égale à 15 heures. Afin de faciliter la mobilité et de respecter la durée d'administration quotidienne, le patient peut bénéficier d'une source mobile d'oxygène pour poursuivre son traitement lors de la déambulation (y compris en fauteuil roulant), notamment hors du domicile (source : Légifrance – Arrêté du 23 février 2015 – I-1.2.1. Définition).

[2] Ventilation non-invasive (VNI) : Ventilation en pression positive à travers un masque nasal ou facial (définition de la Haute Autorité de Santé).

<table>
<tr><th>Type de pathologie</th><th colspan="4">Stades de référence - stades pré-thérapeutiques retenus par la réunion de concertation (1) pluridisciplinaire (RCP)</th><th>Délai d'accès à compter du diagnostic</th><th>Détail des conditions d'acceptation par garantie et surprime maximale</th></tr>
<tr><td>Adénocarcinome de la prostate en surveillance active</td><td colspan="4">- Age au diagnostic : ≥ 55 ans
- Stade clinique ≤ T1c
- PSA ≤ 10 ng/mL
- Score de Gleason ≤ 6
- Nombre de biopsies positives ≤ 2 et % de tissu malin par carotte ≤ 50% ; Histologie : adénocarcinome pur, strictement intra-glandulaire
- Exclusion de tout traitement et notamment hormonothérapie</td><td>Sans délai</td><td>- <u>Décès et PTIA</u> accordées avec une surprime limitée à 75%

- <u>GIS</u> : non proposée</td></tr>
<tr><td rowspan="4">Adénocarcinome de la prostate</td><td>Stade</td><td>Critères</td><td>PSA après prostatectomie radicale (dosage datant de moins de 6 mois)</td><td>PSA après radiothérapie conformationnelle ou curiethérapie (dosage datant de moins de 6 mois)</td><td></td><td>- <u>Décès / PTIA</u> accordées sans surprime
- <u>GIS</u> accordée sans surprime sous réserve de l'absence de complications ou séquelles</td></tr>
<tr><td>T1N0M0
T2aN0M0</td><td>PSA < 10 ng/ml et Gleason ≤ 6</td><td rowspan="3">Inférieur à 0,1 ng/ml</td><td rowspan="3">Inférieur à 1,5 ng/ml</td><td>1 an</td><td>Tarif normal</td></tr>
<tr><td>T1N0M0
T2aN0M0</td><td>10ng/ml<PSA<20ng/ml ou Gleason = 7</td><td>5 ans</td><td>Tarif normal</td></tr>
<tr><td>T2bN0M0</td><td>PSA < 20ng/ml et Gleason ≤ 7</td><td>5 ans</td><td>Tarif normal</td></tr>
</table>

(1) Stades de référence - stades pré-thérapeutiques retenus par la réunion de concertation pluridisciplinaire déterminés comme suit :

- en cas de chirurgie première, par le compte-rendu anatomopathologique définitif et le bilan d'extension initial définissant un stade « p » TNM

- dans les autres cas, les données d'imagerie initiales et le bilan d'extension initial définissant un stade « c » TNM ou « u / us » TNM

- en cas de surveillance active, l'ensemble des différents critères précisés dans la grille ci-dessus.

Il est rappelé ici que les conditions d'accès à une assurance emprunteur sur la base des surprimes mentionnées ci-dessous sont conditionnées à l'absence d'autres facteurs de risques ou pathologies existantes.

Types de pathologies	Définition précise	Délai d'accès à compter de la fin du protocole thérapeutique (2) et sans rechute	Détail des conditions d'acceptation par garantie et surprime maximale applicable par l'assureur
Cancers du sein Infiltrants	• Carcinome lobulaire ou canalaire infiltrant • Stade I* [pT1N0M0] - Plus grand diamètre tumoral ≤ 20 mm - Absence d'envahissement ganglionnaire ou seule présence de cellules isolées ≤ 0,2mm - Absence de métastases à distance • Grade SBR I et II • Reprise sans restriction médicale de l'activité sans interruption supérieure à 3 mois depuis 1 an minimum	3 ans	▪ Décès : surprime plafonnée à 100% • PTIA : surprime plafonnée à 100% ▪ Incapacité et invalidité : surprime plafonnée à 100%
Leucémies Lymphoïdes Chroniques	• Leucémie lymphoïde chronique détectée chez une personne dont l'âge est compris entre 25 et 70 ans, • Et ne nécessitant aucun traitement à la date de la souscription. • Classification de Binet : stade A. • Lymphocytose strictement inférieure à 15 000/mm3. • Profil IGHV (immuno-globulin heavy chain variable region) muté.	Sans délai	▪ Décès : garantie accordée pour une durée maximale de couverture du prêt de 15 ans. Taux de surprime plafonné à 100% • PTIA : Accordée dans les mêmes termes que ci-dessus. • GIS : Accordée dans les mêmes termes que ci-dessus.

*Selon la classification de l'AJCC de 2018

(1) Types histologiques et stades de référence - stades pré-thérapeutiques retenus par la réunion de concertation pluridisciplinaire déterminés comme suit :

- en cas de chirurgie première, par le compte-rendu anatomopathologique définitif et le bilan d'extension initial définissant un stade « p »TNM
- dans les autres cas, par les données d'imagerie initiales et le bilan d'extension initial définissant un stade « c »TNM ou « u / us»TNM

(2) Un traitement d'entretien peut avoir été institué à la suite du protocole thérapeutique, sans influence sur le délai d'accès.

Le trastuzumab pouvant faire partie d'un protocole thérapeutique initial ou d'un traitement d'entretien, n'est pas pris en compte.

Il est rappelé ici que les conditions d'accès à une assurance emprunteur sur la base des surprimes mentionnées ci-dessus sont conditionnées à l'absence d'autres facteurs de risques ou pathologies existantes

RÉFÉRENCES

Bulletins de l'Ordre (BOM) n° 20 de 2003 ; n° 9 janvier-février 2010 ; n°15 mars-avril 2011, n° 17 de mai-juin 2011 ; n° 28 de 2013.

P. Bouet, Demande de certificats en milieu scolaire, CNOM janvier et février 2010.

P.-Y. Devys, Ph. Garat, Pour les enfants mineurs : quels écrits médicaux ?, Entretiens de Bichat 2013.

J. M. Faroudja, Certificats : attention pièges. Entretiens de Bichat 2011.

J. M. Faroudja, Ph. Garat, Certificats principes et risques. Entretiens de Bichat 2012.

I. Kahn-Bensaude, J. M Faroudja, La protection de l'enfance : signalement et information préoccupante », (rapport du CNOM octobre 2010).

J. Lucas, « la rédaction des certificats, certificat et contestation de testament », CNOM BOM, mars 2007.

Commentaires du Code de déontologie : article 44 (site de l'Ordre national des médecins).

« Questionnaires de santé, certificats et assurances » : rapport adopté lors de la session du Conseil national de l'Ordre des médecins d'avril 2015 (en annexes).

Imprimé en France par CPI Firmin-Didot
en janvier 2025
N° d'impression : 183081
Dépôt légal : décembre 2022